Dieses Buch

wurde für Menschen geschrieben, die sich
für Hausmittel interessieren und wissen
möchten, welche der vielen Rezepturen, die
seit alters her von einer Generation zur anderen weitergegeben wurden, wirklich
helfen.

Apotheker Mannfried Pahlow stellt in diesem Ratgeber die altbewährten Naturheilmittel aus seiner im Laufe von vielen Jahren
entstandenen Hausmittel-Sammlung vor. Er
begründet ihre Wirksamkeit, erklärt ihre
Zubereitung und gibt Ratschläge für die
richtige Anwendung von Umschlägen, Auflagen, Einreibungen, Wickeln, Bädern und
anderen Wasseranwendungen, außerdem
nennt er Rezepte für Salben, Emulsionen,
Tinkturen, Abkochungen, Tees, für Honig-
Zubereitungen, Medizinalweine, Öle und
Spiritus, die man selber zubereiten kann.
In einem Hausmittel-Lexikon sind alle
wichtigen Naturheilmittel aufgeführt, die
noch zu Großmutters Zeiten eine Rolle ge-
spielt haben. Hier erfährt der Leser, welche
Hausmittel wirklich helfen und bei welchen
Vorsicht geboten ist, da sie zu einer Gefahr
für die Gesundheit werden können.

Mannfried Pahlow

1926 in Martinshagen (Pommern) geboren,
studierte in Braunschweig Pharmazie. Nach
dem Staatsexamen arbeitete er als Stadt- und
Landapotheker und ist heute Inhaber einer
Apotheke in Bogen an der Donau. Apotheker Pahlow ist Verfasser von Fachbüchern
für Apothekenpraktikanten und von popu-
lären Heilpflanzen-Büchern. (Unter anderen: »Das große Buch der Heilpflanzen«.)
Er ist Mitglied der Gesellschaft für Phyto-
therapie. 1963 wurde ihm von der Deutschen Pharmazeutischen Gesellschaft die
Sertürner-Medaille verliehen.

Apotheker Mannfried Pahlow

Meine Hausmittel

Bewährte Naturheilmittel und
ihre Anwendung bei Alltags-
beschwerden und Erkrankungen.
Mit Hausmittel-Lexikon von A bis Z.

Gräfe und Unzer

Ein GU-RATGEBER

Redaktionsleitung: Hans Scherz
Lektorat: Doris Schimmelpfennig-Funke

Zeichnungen: Gerlind Bruhn, Hamburg
Umschlagfoto: Pete A. Eising, München-Unter-
föhring
Umschlaggestaltung: Heinz Kraxenberger
Gesamtherstellung: Ludwig Auer, Donauwörth

ISBN 3-7742-4226-7

Inhalt

5

Ein Wort zuvor

Seit ich Apotheker bin, interessieren mich in besonderem Maße auch Hausmittel. Ich habe Menschen der unterschiedlichsten Mentalität und Herkunft befragt über die Mittel, die in ihren Familien von Generation zu Generation weitergegeben wurden. So lernte ich allmählich, daß wohl jeder seine eigene, durch Überlieferung geprägte Vorstellung von Hausmitteln hat. Während der eine sich eher vom Geheimnisvollen mancher Mittel angezogen fühlt, schwört ein anderer auf die Wirkung der natürlichen Stoffe, aus denen die meisten von ihnen zubereitet sind.

Hausmittel sind in der Regel überlieferte Rezepturen und Anwendungen aus einer Zeit, da es kaum fertige Arznei- und Heilmittel gab, da die Wege zu den wenigen Ärzten oft weit und beschwerlich waren und sich sehr viele Menschen einen Arzt oder eine teure Arznei aus der Apotheke nicht leisten konnten. Unpäßlichkeiten, Krankheiten und Verletzungen mußten mit Mitteln aus Garten und Wald oder vom Feld nach ebenso einfachen wie praktischen Methoden geheilt werden. Die Bäuerin, die Hausfrau, die Mutter – sie waren Arzt und Apotheker zugleich. So hat sich ein großer Schatz an Erfahrungen angesammelt. Untaugliches geriet meist schnell in Vergessenheit, Bewährtes wurde von Generation zu Generation weitergegeben. Das handgeschriebene »Arznei- und Doktorbuch« einer Familie gehörte zur Mitgift der Braut.

Im Laufe der Zeit wurde die medizinische Versorgung zunehmend besser. Moderne Arzneimittel sind bequem anzuwenden und wirken meist schnell. Die negative Auswirkung dieser Entwicklung: der Griff zur Tablettenpackung schon bei kleinen Unpäßlichkeiten erfolgt nahezu automatisch. Heute jedoch wird immer häufiger Bewährtes aus dem alten Hausmittelschatz angewandt; mehr und mehr Menschen interessieren sich für natürliche Heilmittel.

»Mir hat keiner so recht helfen können, und da habe ich mal ein Hausmittel meiner Großmutter probiert – das hat mir geholfen!« Diese Meinung hört man heute oft. Ein Placeboeffekt, eine Einbildung also? Sicher nicht, denn dafür überraschen und überzeugen viele der alten Hausmittel immer wieder aufs neue, und die moderne Forschung, wenn sie sich dieser Mittel annimmt, findet oft auch den Grund für die Wirkung heraus. Aus meiner umfangreichen Hausmittel-Sammlung habe ich nun für den Hauptteil dieses Buches (Seite 14 bis Seite 46) die bewährten Naturheilmittel ausgesucht, deren Anwendung ich empfehlen kann. Die Begründung für ihre Wirksamkeit, sofern man sie kennt, ist in meine Empfehlungen hineingearbeitet. Ich nenne Ihnen aber auch Hausmittel, die zwar seit alters her als heilkräftig gelten, von denen man jedoch mittlerweile weiß, daß sie eher schaden als nützen (→ Hausmittel-Lexikon Seite 47 bis 59).

Vor diesen Mitteln habe ich deutlich gewarnt; das erschien mir besser, als sie einfach auszuklammern. Ich hätte mir dadurch die Möglichkeit, aufklärend zu wirken, versagt. Anwendungsregeln und Grundrezepturen (Seite 7) helfen Ihnen bei der richtigen Anwendung von Hausmitteln, eine Tabelle (Seite 10) gibt Ihnen einen Überblick über die bewährten Hausmittel, ihre Zubereitung, Anwendung und Heilanzeigen. Ein ausführliches Hausmittel- und Beschwerden-Register (Seite 60) ermöglicht es Ihnen, sofort das richtige Rezept gegen Ihre Beschwerden zu finden.

Das wiedererwachte Interesse an Hausmitteln hat dazu geführt, daß alte Rezepturen ohne das Wissen um ihren Wert weitergegeben werden – eben auch solche, gegen deren Anwendung die Wissenschaft nach neueren Erkenntnissen ernste Bedenken hat. Eine kritische Auseinandersetzung mit den Mitteln aus »Großmutters Schatulle« scheint notwendig zu sein; nur so wird Untaugliches aus den Hausapotheken verschwinden, nur so kann Bewährtes weiterhin nützen.

Mannfried Pahlow

Die bewährten Hausmittel

Anwendungsregeln und Grundrezepturen

Das Wissen um Hausmittel, ihre richtige Anwendung und die Möglichkeit, sie selbst herzustellen, ist uns im Laufe der Zeit weitgehend verlorengegangen. Sie finden in den Kapiteln, in denen die bewährten Hausmittel vorgestellt sind, Rezepte und Dosierungsvorschriften sowie Ratschläge für den gezielten Einsatz. Hier nenne ich einige wichtige Grundregeln, die Ihnen den Umgang mit diesen natürlichen Heilmitteln erleichtern sollen. So haben Sie die Möglichkeit, auch andere Hausmittel auszuprobieren – solche, die Sie vielleicht noch aus Ihrer Kindheit kennen, deren »Gebrauchsanweisung« Sie jedoch vergessen haben. Wichtig ist noch dies: Ein Zuviel ist eher schädlich als nützlich, auch Hausmittel sind Arzneimittel, die überdosiert Nebenwirkungen haben können.

Innerliche Anwendungen

Hier ist der *Heiltee* die am meisten genutzte Arzneiform. Man trinkt ihn schluckweise, möglichst warm – bei chronischen Erkrankungen kurmäßig über einen Zeitraum von 3 bis 6 Wochen 2 bis 3 Tassen pro Tag, in akuten Fällen bei Bedarf 1 Tasse. Gegen das Süßen mit Honig ist nichts einzuwenden, bei Erkältungskrankheiten ist es sogar zu empfehlen. Bei Magen- und Darmbeschwerden jedoch ist ungesüßter Tee besser. Und Diabetiker trinken jeden Tee ungesüßt. (Zubereitung von Heiltee → Seite 9.) *Arzneiweine* nimmt man entweder 3mal täglich eßlöffelweise ein oder trinkt 1 kleines Weinglas voll davon schluckweise über den Tag verteilt. Das gilt auch für *Säfte* aus Heilpflanzen. *Tropfen* hingegen dosiert man sparsamer: 15 bis 30 Tropfen bei Bedarf oder 15 bis 30 Tropfen 3mal täglich, wobei es gleichgültig ist, ob man sie in einem Eßlöffel voll Wasser einnimmt oder auf Zucker getropft. Nur von Baldriantropfen gibt man 1 Teelöffel voll. Von *ätherischen Ölen,* zum Beispiel Eukalyptus- oder Pfefferminz-Öl, nimmt man höchstens 2 Tropfen auf einmal, und zwar auf Zucker oder mit Honig. *Balsame* und *Geiste* wie Engel- oder Wunderbalsam, Melissen- oder Karmelitergeist werden wie Tropfen eingenommen. Da es sich hierbei meistens um Auflösungen ätherischer Öle in Weingeist handelt, reichen 10 bis 15 Tropfen aus.

Äußerliche Anwendungen

Hier stehen *Salben* und *Einreibungen* zur Wundbehandlung und Schmerzlinderung an erster Stelle. Zur *Wundbehandlung* streicht man die *Salbe* etwa messerrückendick auf ein Mulläppchen, mit *fettem Öl,* zum Beispiel Johanniskraut-Öl, wird es getränkt, danach jeweils über die Wunde gelegt. Wunde und Läppchen werden mit einer Mullbinde umwickelt. Die Luftzufuhr bitte nicht durch Abdecken mit einer Plastikfolie unterbinden – das beeinträchtigt die Heilung. *Einreibungen,* die der *Schmerzlinderung* dienen, können aus Salben, Emulsionen, Fetten oder ätherischen Ölen, aber auch aus alkoholischen Lösungen verschiedenartiger Wirkstoffe sowie Mischungen (Fluid, Geist, Spiritus) bestehen. Man reibt die betroffenen Stellen mit dem Mittel so lange ein, bis es vollständig in die Haut eingedrungen ist. Wieviel von dem Mittel benötigt wird, hängt nicht zuletzt von der Größe der zu behandelnden (schmerzenden) Körperpartie ab. 1 bis 2 Eßlöffel reichen in der Regel aus. Verwendet man hingegen ein ätherisches Öl, zum Beispiel Eukalyptus-Öl, *unverdünnt* zum Einreiben, so reichen schon wenige Tropfen aus.

Bei einer Vielzahl von Beschwerden werden von der Hausmittelmedizin auch *Umschläge* als sehr wirkungsvoll empfohlen. Hierzu verwendet man meistens wäßrige Auszüge (Tee → Seite 9) aus Heilpflanzen. Die damit getränkte Watte wird über die zu behandelnde Stelle gelegt, danach wird locker mit einer Mullbinde umwickelt. Auch hier bitte keine Plastikfolie zum Abdecken verwenden. Ist der feuchte Verband trocken, so kann man durch Übergießen mit der Umschlagsflüssigkeit den Verband nachfeuchten, ohne ihn wechseln zu müssen.

Wickel richtig anzulegen, erfordert ein wenig Erfahrung. Ich habe genaue Angaben an Ort und Stelle gemacht, so auf Seite 44. Hier deshalb nur noch der Hinweis, daß alle Wickel der Haut immer glatt anliegen müssen, mit einer wärmenden Hülle (Wolltuch) abgedeckt werden und nicht zu lange (20 bis 30 Minuten) liegenbleiben dürfen.

Inhalationen und *Dampfbäder* haben den Sinn, mit dem Wasserdampf die Wirkstoffe (wasserdampfflüchtige ätherische Öle) in feinster Verteilung an die kranken Stellen zu transportieren. Obgleich diese Anwendungen sehr wirksam sind, werden sie, das wird mir leider immer wieder bestätigt, nicht gern durchgeführt. Dabei ist die richtige Anwendung ganz einfach: Man gibt in eine mittelgroße Schüssel 1 kleine Handvoll einer Teedroge – beispielsweise Kamillen oder eine Kräutermischung – und übergießt mit etwa 1 Liter siedendem Wasser, oder man setzt die Kräuter in einer Schüssel mit kaltem

Wasser an, das dann zum Sieden erhitzt wird. Bei einer *Inhalation mit reinem ätherischen Öl* oder mit einer Mischung mehrerer ätherischer Öle genügen 3 bis 5 Tropfen für einen Ansatz von 1 Liter.

Bei einer *Inhalation* müssen die Dämpfe, nachdem Kopf und Schüssel mit einem Tuch abgedeckt sind, abwechselnd durch die Nase und durch den Mund tief eingeatmet werden. Bei einem *Dampfbad*, das ebenso zubereitet wird, wirken die Dämpfe wohltuend auf die Haut ein. Nach etwa fünf Minuten ist der Ansatz abgekühlt und die Anwendung beendet. Sie darf 2- bis 3mal täglich wiederholt werden.

Für *Dampfbäder* bei Hämorrhoiden, Blasen- oder Unterleibsbeschwerden wird das Dampfbad in einem Eimer zubereitet, der groß und stabil genug ist, daß man sich darauf setzen kann. Pro Liter Ansatzflüssigkeit benötigt man etwa 1 Handvoll Teekräuter – beispielsweise Ringelblume oder Kamille.

Am einfachstens ist es, für *Voll-, Teil- und Sitzbäder* mit Pflanzenextrakten – bei Rheuma, Nervosität, Erfrierungen, Hautleiden sehr wirksam – fertige Badeextrakte oder Badeöle aus der Apotheke zu verwenden, doch Sie können diese Bäder auch selber bereiten: Für ein Vollbad (für Teil- und Sitzbäder entsprechend weniger) benötigen Sie etwa 100 bis 200 Gramm Kräuter, sie werden 15 Minuten lang in 1 Liter Wasser ausgekocht; dieser Ansatz wird dem Badewasser zugesetzt. Badedauer 10 bis 15 Minuten, Badetemperatur zwischen 35 und 38° C. Nach einem Vollbad ist Bettruhe von einer Stunde empfehlenswert.

Hausmittel, selbst hergestellt

Ich werde sehr oft gefragt, ob man sich Tinkturen, Weine, Geiste oder gar Salben selber herstellen könne. Manches ist möglich, einiges sogar sinnvoll, doch sehr vieles halte ich für nostalgischen Unsinn. Ich nenne hier einige Grundrezepturen für die Leser, die sich ihre Hausmittel gerne selber herstellen möchten.

Fluid, Geist oder *Spiritus* werden jene

Hausmittel genannt, die in der Regel Lösungen ätherischer Öle in Weingeist verschiedener Stärke sind. Zu ihrer Herstellung löst man zunächst das ätherische Öl in 90%igem Alkohol im Verhältnis 1 : 10 (1 Teil ätherisches Öl, 9 Teile Alkohol) und verdünnt mit Wasser oder einem verdünnteren Alkohol noch einmal im Verhältnis 1 : 10. Man kann aber auch von der getrockneten Heilpflanze ausgehen, die Teedroge mit 70%igem Weingeist ausziehen, um das Konzentrat dann im Verhältnis 1 : 5 mit 35%igem Weingeist, dem sogenannten Kornschnaps, zu verdünnen. Das Konzentrat, das man erhält, ist genau genommen eine Tinktur.

Tinkturen, in der Volksmedizin auch Essenzen genannt, bereitet man in der Regel aus getrockneten, zerschnittenen oder grob gepulverten Heilpflanzen. Davon gibt man 50 Gramm in eine Ansatzflasche mit weitem Hals, fügt 450 Gramm 70%igen Weingeist hinzu, verschließt das Gefäß und stellt es etwa 10 Tage beiseite. Gelegentliches Umschütteln ist zu empfehlen. Danach wird die Flüssigkeit vom Kräuteransatz abgegossen, gefiltert und in eine Enghalsflasche gefüllt. Da der Kräuteransatz noch viel Flüssigkeit enthält, preßt man ihn in einem Leintuch aus. Die so erhaltene Flüssigkeit wird, gefiltert, jener in der Enghalsflasche beigegeben.

Medizinalweine werden aus getrockneten Heilpflanzen und Wein bereitet. Man wählt – je nach Geschmack – trockene Weiß- oder Rotweine, gelegentlich sogar süße Südweine. Die vielen überlieferten Hausmittelrezepte für Medizinalweine unterscheiden sich alle ein wenig voneinander. Wer keine eigenen Erfahrungen besitzt, sollte es so machen, wie ich es auf Seite 46 in meinem Grundrezept beschrieben habe.

Salben aus Naturprodukten (vor allem aus Heilpflanzen) selber herzustellen, ist nicht ganz einfach. Sie sollten besser die fertigen Salben aus der Apotheke verwenden, die es in großer Auswahl gibt, beispielsweise Arnika-, Kamillen-, Ringelblumen-, Hamamelis-, Beinwellsalbe, um nur einige zu nennen. Wer sich dennoch selber daran versuchen möchte, findet das Rezept für Majoran-Salbe auf Seite 33. Will man hingegen ätherisches Öl zur Salbe verarbeiten, so benötigt man eine Salbengrundlage (Apotheke), die diese Öle aufnehmen kann. Für 20 Gramm Salbe genügen meistens 2 bis 5 Tropfen ätherisches Öl, die man in etwa 5 Gramm Weingeist (90%) löst, um sie dann unter kräftigem Umrühren mit der Salbengrundlage zu vermischen.

Auch die *richtige Zubereitung von Tee* will gelernt sein. Heiltees sind wäßrige Auszüge aus getrockneten und zerkleinerten Heilpflanzen. Diese Teedrogen werden mit siedendem Wasser übergossen, etwa 10 Minuten lang ausgezogen, abgeseiht und auf Trinktemperatur abgekühlt.

Um die Wirkstoffe einer Heilpflanze jeweils optimal zu nutzen, müßte jeder Tee nach einer eigenen Herstellungsvorschrift zubereitet werden. In dem Buch »Meine Heilpflanzen-Tees« finden Sie viele Rezepte für Tees und Teemischungen. Die Herstellungsvorschrift, die ich gerade genannt habe, ist für die meisten Tees geeignet. Für die Teezubereitung ist dies noch wichtig: Enthält die Teedrogen-Mischung sehr viel »Hartes«, also Rinde, Wurzeln, Hölzer, Samen, dann ist die Ausziehzeit auf 15 bis 20 Minuten zu erhöhen. Schleimdrogen wie Eibisch und Leinsamen bereitet man durch einen halbstündigen Kaltansatz zu, Bärentraubenblätter zieht man über 12 Stunden kalt aus, um nicht zuviel der in dieser Teedroge enthaltenen und den Organismus belastenden Gerbstoffe in den Tee zu bekommen, und reine Bitterstoffdrogen wie Wermut, Tausendgüldenkraut oder Enzian zieht man nur kurz (etwa 2 Minuten) und warm aus.

Die bewährten Hausmittel auf einen Blick

Zubereitung, Anwendung, Heilanzeigen

Hausmittel	Seite	Zubereitungen
Arnika	14	Tinktur, Spiritus, Salbe
Beeren	15	Heidelbeer-Abkochung
		Preiselbeer-Mus
		Wacholderbeer-Kur
Brennessel	16	ganze frische Pflanze als Rute, Wein aus den Samen, Tee aus den Blättern
Eichenrinde	18	Abkochung (Tee)
Eukalyptus	19	ätherisches Öl, auch mit anderen ätherischen Pflanzenölen gemischt (Latschenkiefer-, Wacholderbeer-, Pfefferminz- und Terpentin-Öl)
Haustropfen	20	Mehrerlei-Tropfen, Magen-, Wind- und Krampftropfen, Kindertropfen, Melissengeist – alkoholische Lösung verschiedener ätherischer Öle
Heublumen	21	Heublumen-Auflage (Säckchen), Heublumen-Hemd, Heublumen-Bad
Homöopathische Hausmittel	23	Aconitum, Belladonna, Chamomilla, Nux vomica, Allium cepa – homöopathische Verdünnungen, meist D_4 oder D_6
Honig	24	reiner Bienenhonig als heilungsfördernder Zusatz zu Tee und Milch, Zitronensaft, Lebertran und anderen Arzneien
Johanniskraut	26	aus den Blüten bereitetes Öl
Kohl	27	Sauerkraut, Weißkohlsaft, zerdrückte, frische Kohlblätter

Anwendungen	Hilft bei folgenden Beschwerden
als Umschlag, zum Einreiben	Wunden, offene Beine, Verstauchungen, Verrenkungen, Zerrungen, Sportverletzungen, Schwellungen nach Knochenbrüchen
löffelweise oder likörglasweise einnehmen – zum Gurgeln	Durchfall, vor allem bei Kindern und Säuglingen,
löffelweise einnehmen	Appetitlosigkeit,
Beeren zerkaut einnehmen	Rheuma, Mundgeruch, Mund- und Rachenentzündung
äußerlich: Schmerzstellen mit der Rute peitschen, innerlich als Wein und Tee	Rheuma, Gicht, Ischias, Hexenschuß, Harnverhaltung und Blasenschwäche, Alterserscheinungen
für Teilbäder, zum Gurgeln, für Umschläge, zum Einnehmen	Hämorrhoiden, Frostschäden, Hals- und Mundschleimhautentzündung, Augenentzündung, Durchfall, Wundsein, Parodontose, Fußschweiß
zum Inhalieren, zum Einnehmen, zum Einreiben	Husten, Asthma, allgemeine Erkältung, Rheuma, Nervenschmerzen, Kopfweh, Stirnhöhlenkatarrh
zum Einnehmen	Magen-, Darm-, Galle-, Herz- und Kreislaufbeschwerden, Grippe, Erkältung, Menstruationsbeschwerden
äußerlich nach Vorschrift	Rheuma, Nervenschmerzen, Blasenleiden, Frauenschmerzen, Koliken, Hautausschläge
zum Einnehmen	Erkältungen im weitesten Sinne, Fieber, Schmerzen
zum Einnehmen, zum Einreiben, zu Waschungen, als Gesichtsmaske	Erkältungen, Wunden, Magen- und Darmbeschwerden, Entzündungen in Mund und Rachen, Asthma, Bronchitis, Heuschnupfen, Stirnhöhlenkatarrh, Nervenschwäche, Akne, Sommersprossen
zum Einnehmen, zum Einreiben, zur Wundbehandlung	Magen-, Galle-, Leberbeschwerden, Nervosität, Rheuma, Nervenschmerzen, Gürtelrose, Wundsein, Hautunreinheiten
innerlich als Saft oder Sauerkraut, äußerlich als Wundauflage	Stuhlträgheit, Magen- und Darmbeschwerden, Wunden und Geschwüre, offene Beine, Gürtelrose, Rheuma, Gicht, Neuralgien

Die bewährten Hausmittel auf einen Blick

Zubereitung, Anwendung, Heilanzeigen

Hausmittel	Seite	Zubereitungen
Kümmel – Fenchel – Anis	28	Tee, Schnaps, Saft, Salbe, Gebäck
Lein	31	Schrot (Samen), Aufguß, Emulsion, Öl, Säckchen
Lorbeer	32	aus den Früchten gepreßtes fettes Öl
Majoran	33	Salbe
Myrrhe	33	Tinktur, auch gemischt mit Ratanhia- und Tormentill-Tinktur
Rettich – Meerrettich – Zwiebel – Knoblauch	35	Saft, Raspel als heilungsfördernder Zusatz zu Honig, Milch
Rizinus	37	aus den Samen gepreßtes fettes Öl, auch in Mischungen mit Latschenkiefer-, Terpentin- und Pfefferminz-Öl
Salze	38	Bittersalz, Glaubersalz, Karlsbader Salz, Emser Salz, Kochsalz
Schwitzkur	40	nach Vorschrift
Spiritus – »Geist«	41	Franzbranntwein, Fluid, Kampfergeist, Senf-, Lavendel-, Wacholder- und Ameisenspiritus
Kaltes Wasser	41	Leitungswasser, eventuell mit Zusatz von wenig Essig
Warmes Wasser	44	Leitungswasser warm bis heiß; auch mit Heilpflanzenzusatz als Heilbad
Weine	45	Rot- und Weißwein, Melissen-, Baldrian-, Hopfen-, Rosmarin-, Wermut-, Beifuß-, Tausendgüldenkraut-Wein, Pepsinwein, Knoblauchwein

Anwendungen	Hilft bei folgenden Beschwerden
zum Einnehmen, zum Einreiben, zum Würzen	Blähungen, Völlegefühl, krampfartige Magenbeschwerden, Husten
zum Einnehmen, zum Einreiben, als Auflage	Stuhlverstopfung, Magenbeschwerden, Halsweh, Zahnfleischentzündung, Verbrennungen (auch Sonnenbrand), Hautausschläge, Schuppenflechte, Gürtelrose, Geschwülste, Blasenkoliken, Leberschwellung
zum Einreiben, zur Massage	Geschwüre, Geschwülste, Erkältungskrankheiten, Sportverletzungen, Gelenkschmerzen, Rheumatismus, Gicht
zum Einreiben, als Salbenverband	Schnupfen, Blähungen, Nervenschmerzen, Verrenkungen, Geschwüre
zum Gurgeln und Mundspülen	Entzündungen in Mund und Rachen, Zahnfleischentzündung, Prothesen-Druckstellen
zum Einnehmen, als Auflage	Magen-, Galle-, Darmbeschwerden, Erkältungen, Husten, Asthma, Hautpilzerkrankungen, Parodontose, Kopfschmerzen, Rheuma, Zahnschmerzen
zum Einnehmen, zum Einreiben und Einmassieren	akute Stuhlverstopfung, Warzen, Leberflecken, Hautreizungen, Entzündungen, Hämorrhoiden, Erkältungen
zum Einnehmen, zum Inhalieren, als Brechmittel	Stuhlträgheit, Stoffwechselstörungen, Abstillschwierigkeiten (Bittersalz, Glaubersalz, Karlsbader Salz), Heiserkeit (Emser Salz), als Brechmittel bei Vergiftungen (Kochsalz)
nach Vorschrift	Erkältungen im weitesten Sinne zur Stärkung der Abwehrkräfte
zum Einreiben, zur Massage	Schmerzen an Muskeln und Sehnen nach Verstauchungen, Verrenkungen, Zerrungen; Ischias, Rheuma, Hexenschuß, Durchblutungsstörungen, müde Beine, Kopfweh
Auflagen, Arm- und Fußbäder, Wickel, Dusche	Verbrennungen, Blutergüsse, Fieber, Erschöpfung, niederer Blutdruck, Schlaflosigkeit; dient der Abhärtung
Fußbad, Vollbad, Teilbad	Erkältungen, kolikartige Schmerzen, Rheuma
zum Einnehmen	Erschöpfungszustände, Impotenz, Nervosität, Appetitlosigkeit, Herzschwäche, Verdauungsbeschwerden, Blutarmut

Arnika

Arnika-Tinktur, Arnika-Spiritus, Arnika-Salbe

<u>Hilft bei:</u> Wunden, offenen Beinen, Verstauchungen, Verrenkungen, Zerrungen, Sportverletzungen, Schwellungen nach Knochenbrüchen.

Ein Buch über Hausmittel, in dem die Arnika fehlt, wäre unvollständig. Überall dort, wo diese Heilpflanze wächst, besonders im süddeutschen Raum, werden Arnikazubereitungen sehr häufig als Hausmittel angewendet. Meist sind es *alkoholische Auszüge*, die nach unterschiedlichen Rezepten in der Regel selber bereitet werden. (Eine Arnika-Tinktur bekommt man natürlich auch in der Apotheke.) Die Rezeptur zum Selbermachen, die ich hier nenne, ist im Bayerischen Wald gebräuchlich.

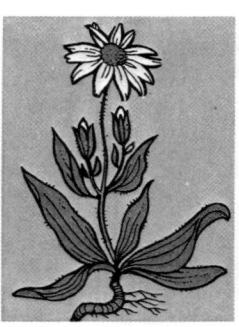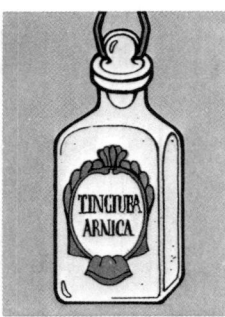

Rezept für die <u>Arnika-Tinktur:</u> Eine Literflasche zu etwa dreiviertel mit zerzupften, frischen Arnikablütenköpfchen füllen und so viel Kornschnaps (Alkohol von etwa 35 bis 40%) darübergießen, daß die Blüten bedeckt sind. Dieser Ansatz wird in der verkorkten Flasche 10 bis 20 Tage lang beiseite gestellt. Dann gießt man die Flüssigkeit ab, seiht sie durch ein Leinentuch und bewahrt sie in kleinen Flaschen auf. Dieser Ansatz dient der Anwendung am Menschen.

<u>Arnika-Spiritus</u> für die Anwendung am Tier: Der restliche, noch nicht ausgepreßte Ansatz in der Flasche wird mit Brennspiritus übergossen und ebenfalls 10 bis 20 Tage lang ausgezogen. Nach dem Abseihen und Auspressen der Blüten ist dieser »zweite Aufguß« gebrauchsfertig.

Im Vordergrund der Arnika-Anwendung steht die Behandlung von Wunden und stumpfen (nicht offenen) Verletzungen wie Prellungen, Zerrungen, Verstauchungen, Blutergüssen und Knochenbrüchen, die man mit *Umschlägen* oder einer *Salbe* (aus der Apotheke) behandelt. Die Schmerzen werden schnell und nachhaltig gelindert, die Resorption von Gewebeflüssigkeit erfolgt rasch.

So wird der <u>Arnika-Umschlag</u> gemacht: Man gibt in ein Glas lauwarmes Wasser 1 bis 2 Teelöffel Arnika-Spiritus, tränkt damit Watte oder Mull, die auf die betroffenen Stellen gelegt werden, und umwickelt das Ganze locker mit einer Mullbinde. Ist die Auflage trocken geworden, muß erneut befeuchtet werden. Es ist nicht nötig, dabei den Verband zu wechseln, man kann durch einfaches Übergießen mit der Arnika-Lösung schnell für neue Durchfeuchtung sorgen.

Die angegebene Verdünnung – 1 bis 2 Teelöffel auf ein Glas lauwarmes Wasser – eignet sich auch zum *Gurgeln* und *Mundspülen* bei Hals-, Mund- und Zahnfleischentzündungen.

Ältere Wunden, die eitern oder deren Heilung zum Stillstand gekommen ist, kann man mit Arnika-Umschlägen ebenfalls erfolgreich behandeln.

Die durchblutungsfördernde Wirkung des Arnika-Spiritus rechtfertigt seine Anwendung auch als *Einreibung* bei Rheuma, Nerven- und Kopfschmerzen. Dafür ist eine Verdünnung mit Wasser im Verhältnis 1:1 empfehlenswert, weil Arnika in zu hoher Konzentration die Haut reizt.

Innerlich wird Arnika-Tinktur aus der Apotheke gegen leichte Herzbeschwerden, Herzklopfen und nervöse Unruhe gebraucht. Dabei beruft man sich gerne auf Goethe, der seine Angina pectoris (Herzenge) damit behandelt haben soll. Ich meine jedoch, man sollte Arnika wegen zahlreicher Nebenwirkungen innerlich *nicht* verwenden.

Beeren

Heidelbeer-Abkochung, Preiselbeer-Mus, Wacholderbeer-Kur

<u>Hilft bei:</u> Durchfall, Appetitlosigkeit, Rheuma, Mundgeruch, Mund- und Rachenentzündung.

Sie kennen sie alle, die Heidelbeeren, die Preiselbeeren und die Wacholderbeeren. Die Anwendung dieser Wildfrüchte als Heilmittel in der Volksmedizin läßt sich sehr weit zurückverfolgen; das spricht für ihre Wirksamkeit.

Heidelbeeren

Auch unter den Namen Blaubeeren, Schwarzbeeren, Bickbeeren, Krähenaugen, Taubeeren oder Worbeln bekannt, findet man sie heute noch in schattigen Wäldern, Torfmooren und auf Heiden. Die blauen Beeren sind im Sommer reif. Sie werden als Hausmittel getrocknet gebraucht; man trocknet die frischen Beeren schnell bei künstlicher Wärme (40 bis 50° C) und hebt sie in gut schließenden Gefäßen auf. Hier lohnt sich das Selbersammeln, denn im Handel sind sie relativ teuer.

Aus den getrockneten Beeren, die sehr reich sind an Gerbstoffen, wird eine *Abkochung* bereitet, die wirksam ist bei den verschiedensten Formen von Durchfall, vor allem, wenn der Stuhl übel riecht oder schaumig aussieht und wenn der Durchfall mit Gä-

rungserscheinungen im Darm verbunden ist. Auch die sogenannten Zahnungsdurchfälle kleiner Kinder lassen sich mit Hilfe dieser Abkochung schnell und dauerhaft beseitigen.

Das Rezept für die <u>Heidelbeer-Abkochung:</u> 3 gehäufte Eßlöffel getrocknete Heidelbeeren mit $\frac{1}{2}$ Liter Wasser übergießen, zum Sieden erhitzen und etwa 10 Minuten lang kochen. Nach dem Abseihen und Abkühlen ist diese Abkochung gebrauchsfertig. Erwachsene nehmen davon bei Bedarf mehrmals täglich 1 Likörglas voll, Kindern gibt man mehrmals täglich 1 Tee- oder Eßlöffel voll, je nach Alter.
Als Spül- und Gurgelmittel bei Entzündungen in Mund und Rachen ist diese Abkochung mit der gleichen Menge Wasser zu verdünnen.

Preiselbeeren

Diese Heilpflanze ist botanisch mit der Heidelbeere eng verwandt, ihre Beeren jedoch sind in reifem Zustand scharlachrot. Leider findet man sie nicht mehr so reichlich in unseren Wäldern wie Heidelbeeren. Sie sind im August und September vollreif; und so muß man sie ernten, denn nicht völlig ausgereifte Preiselbeeren sind wertlos, weil sie beim Liegen nicht nachreifen.

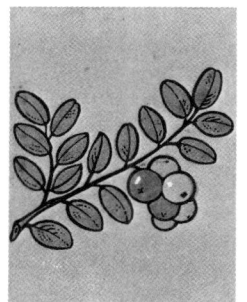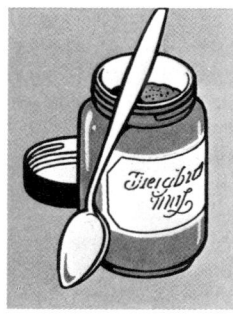

Jeder kennt sicher das *Preiselbeer-Mus* als Beilage zu Wildgerichten. Dieses Mus ist es, das als Arznei vor allem für Kinder gebraucht wird. Man verabreicht »schlechten Essern« morgens vor dem Aufstehen und vor jeder Mahlzeit je 1 bis 2 Teelöffel Mus. Bald stellt sich ein gesunder Appetit ein und nach einer Kur von 4 bis 6 Wochen ist der Appetit normal. Als Hausmittel war Preiselbeer-Mus bei älteren Menschen schon immer sehr beliebt. Heute weiß man warum: Der hohe Pektingehalt senkt den Cholesterinspiegel im Blut.

Ein bewährtes Rezept für <u>Preiselbeer-Mus</u>: 1½ Kilogramm vollreife, verlesene und gewaschene Preiselbeeren mit ¼ Liter Weißwein und mit ¼ Liter Wasser versetzen, 625 Gramm Zucker hinzugeben und unter Abschäumen so lange kochen, bis die Beeren glasig-durchsichtig aussehen; das dauert etwa 20 Minuten. Die Beeren mit einem Schaumlöffel herausnehmen und den Saft noch etwa 10 Minuten lang weiterkochen. Anschließend den noch heißen Saft wieder über die Beeren gießen und so lange umrühren, bis sich Saft und Beeren gleichmäßig vermischt haben. In Gläser abgefüllt, ist dieses Mus sehr lange haltbar.

Wacholderbeeren

Es war Sebastian Kneipp, der diesen Beeren zum Ruhme verhalf. Seither zählen sie in vielen Familien zu den bevorzugten Hausmitteln. Kneipp empfahl, *Wacholderbeeren* gegen Rheuma zu *kauen*. Diese Empfehlung wird heute noch befolgt. Zweifellos nicht ohne Erfolg, doch wissen wir heute, daß das ätherische Öl der Wacholderbeeren das Nierengewebe reizt. Deshalb können nur Patienten mit gesunden Nieren diese Kur durchführen.

Die <u>Wacholderbeer-Kur</u>: Man beginnt damit, daß man 3mal täglich 1 Wacholderbeere gründlich zerkaut und schluckt. Dann steigert man täglich um jeweils 1 Beere, bis man bei 3mal täglich 20 Beeren angelangt ist, um dann, wieder absteigend, mit 3mal täglich 1 Beere die Kur zu beenden. Danach ist eine längere Pause dringend erforderlich; frühestens nach einem Monat darf die Kur wiederholt werden.

Es gibt noch ein weiteres Anwendungsgebiet für dieses Hausmittel: Wacholderbeeren helfen gegen Mundgeruch. Vorraussetzung ist jedoch, daß keine schwerwiegenden ärztlichen Befunde vorliegen, die Ursache für den Mundgeruch sind und kausal (ursächlich) behandelt werden müssen. Dr. Adolf A. Aust hat dieses alte Hausmittel seiner Heimat (Riesengebirge) wieder neu belebt.

Das Rezept: Man kaut bei Mundgeruch etwa ¼ bis ½ Stunde vor jeder Mahlzeit Wacholderbeeren, und zwar 3 Tage lang 3mal je 1 Beere, dann 3 Tage lang jeweils 2 und danach jeweils 5 Beeren vor den Mahlzeiten.

Übelriechende Darmgase, die bei manchen Menschen unkontrolliert entweichen und ihnen viel Pein bereiten, würden, so wird berichtet, durch das Kauen von Wacholderbeeren »entschärft«.

Wacholderbeeren kann man in der Apotheke kaufen. Man kann sie aber auch selber sammeln, denn an Berghängen, auf Heiden, Mooren und Triften sowie im Unterholz lichter Wälder kommt der Wacholderstrauch recht häufig vor. Sammelzeit für die Beeren ist der späte Herbst.

Brennessel

Brennessel-Rute, Brennesselsamen-Wein, Brennessel-Tee

<u>Hilft bei:</u> Rheuma, Gicht, Ischias, Hexenschuß, Harnverhaltung, Blasenschwäche, Alterserscheinungen.

Die beiden Brennesselarten kennt sicher jeder, da sie rund ums Haus und im Garten überall zu finden sind. Jeder weiß, wie unangenehm sie brennen, wenn man sie mit der ungeschützten Hand anfaßt.

Die Brennessel stand in der Volksmedizin zu allen Zeiten in hohem Ansehen. Auch die moderne Medizin erkennt den Brennessel-

Tee bei Rheuma und Gicht an und zählt die Brennessel zu den wirksamen Diuretika (wassertreibende Mittel).

Hier geht es allerdings zunächst um ein besonderes Hausmittel, die **Brennessel-Rute** gegen Ischias und Lumbago (Hexenschuß, Schmerzen in der Lendengegend, die plötzlich auftreten). Sosehr jene Menschen, die es nicht ausprobiert haben, das Auspeitschen mit Brennesseln als »Tortur«, ablehnen, sosehr loben es diejenigen, die um die Wirkung wissen.
So wird's gemacht: Man schneidet junge, blühende Brennesseln ab, bündelt sie und peitscht mit dieser Rute an drei aufeinanderfolgenden Tagen jeweils einmal die schmerzenden Stellen. Dann ist eine Pause von einigen Tagen erforderlich, um eine Sensibilisierung (Überempfindlichkeitsreaktion) gegen das Nesselgift zu vermeiden. Das in den Brennhaaren vorhandene Nesselgift dringt in die Haut ein und ruft dort nach kurzem Brennen ein wohltuendes Wärmegefühl hervor, das viele Stunden anhält.
Nach der Anwendung ist kaltes Wasser zu meiden, weil dadurch das Wärmegefühl wieder in Brennen übergeht. – Die Behandlung rheumatischer Schmerzen mit der Brennessel-Rute ist also eine Reiztherapie.

Ein weiteres Hausmittel aus der Brennessel ist der *Brennesselsamen-Wein,* der in der Volksmedizin schon seit langer Zeit als Mittel gegen vorzeitiges Altern verwendet wird. Heute kann man die Wirkung sogar wissenschaftlich begründen. In dem grünlich aussehenden Öl der reifen Brennesselsamen wurden ein hoher Anteil an Tokopherol (Vitamin E) sowie noch nicht genau identifizierte Stoffe mit hormonartiger Wirkung gefunden. Brennesselsamen-Wein ist deshalb als pflanzliches Geriatrikum (Mittel gegen Alterserscheinungen) anzusehen.
Das Rezept für den Brennesselsamen-Wein: Reife Brennesselsamen, im Spätsommer meist überreichlich an den großen Brennesseln zu finden, von der Pflanze ab-

streifen (Handschuhe anziehen!) und im Mörser zerstoßen. 50 Gramm Samen in eine Flasche von 1 Liter Fassungsvermögen geben und mit ³/₄ Liter Weißwein übergießen. Diesen Ansatz etwa 20 Tage stehenlassen (gelegentlich kräftig durchschütteln), dann abseihen. Anschließend etwa 100 Gramm reinen Bienenhonig zusetzen. Von diesem Wein (gut verschlossen und im Kühlschrank aufbewahrt, ist er etwa einen Monat haltbar) trinkt man 1- bis 3mal täglich 1 Likörgläschen voll.

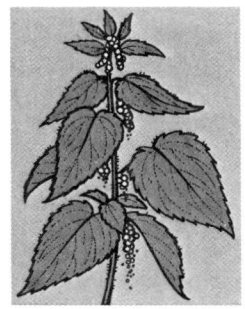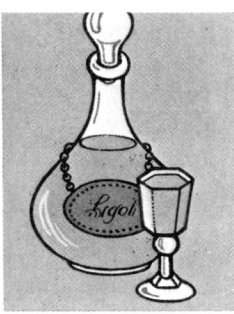

Erwähnenswert ist noch, daß ältere Männer, die infolge der gutartigen Prostatavergrößerung unter Störungen beim Harnlassen leiden, durch die tonisierende und harntreibende Wirkung des *Brennessel-Tees* spürbare Linderung erfahren.
So wird Brennessel-Tee bereitet: 2 Teelöffel Brennesselblätter mit ¼ Liter siedendem Wasser übergießen, 10 Minuten lang ausziehen, abseihen und 3mal täglich 1 Tasse Tee trinken.

Eichenrinde

Eichenrinden-Tee, Eichenrinden-Teilbäder

Hilft bei: Hämorrhoiden, Frostschäden, Halsentzündungen, Mundschleimhaut- und Augenentzündungen, Durchfällen, Wundsein, Parodontose, Fußschweiß.

Die Eichenrinde ist eine unserer besten Gerbstoffdrogen. Zu ihrer Gewinnung werden eigens Schäl- oder Lohwälder angelegt, in denen man die Eichen für die Rindengewinnung strauchig hält. Etwa alle zehn Jahre wird abgeholzt, um die Rinde zu schälen. Eichenrinde, aus der man einen *Tee* bereitet, soll nicht zu alt sein, denn beim Lagern nimmt ihre Wirksamkeit durch Gerbstoffschwund ab.

So wird Eichenrinden-Tee (Abkochung) bereitet: Um einen wirksamen Tee aus Eichenrinde zu erhalten, muß man die Rinde kochen. 1 bis 2 Teelöffel Rinde mit ¹/₂ Liter kaltem Wasser übergießen, zum Sieden erhitzen und auf kleiner Flamme etwa 5 Minuten lang kochen. Nach dem Abseihen ist der Tee gebrauchsfertig.

Eichenrinden-Tee schmeckt herb-bitter und zusammenziehend. Er wirkt desinfizierend und »gerbt« entzündete Schleimhäute, auf denen sich Bakterien angesiedelt haben; diesen Krankheitserregern wird der Nährboden entzogen. Mit Eichenrinden-Tee kann man gurgeln, wenn man Halsschmerzen hat, den Mund spülen, wenn die Mundschleimhäute oder das Zahnfleisch entzündet sind, man kann ihn aber auch trinken, wenn man Durchfall hat. Gurgeln mindestens 2mal am Tag. Trinken soll man den Tee alle 2 bis 3 Stunden (nur wenige Schlucke).
Erstaunliche Erfolge erzielt man bei beginnender Parodontose. Bereits leicht wackelnde Zähne sind nach einer *Kur* von 2 Wochen Dauer, während der man den Mund 3mal täglich mit Eichenrinden-Tee spült, wieder fest eingebettet.

Auch *Umschläge mit Eichenrinden-Tee* bei schlecht heilenden Wunden und den sogenannten »offenen Beinen« (Unterschenkelgeschwüren) sind hilfreich.
So wird der Umschlag gemacht: Man tränkt ein viellagiges Mullkissen mit lauwarmem Tee, legt es über die betroffenen Stellen und umwickelt locker mit einer Mullbinde. Der Verband muß etwa alle 3 bis 5 Stunden erneuert werden. Die Wunden reinigen sich und heilen ab. Es ist sehr wichtig, daß die Luftzufuhr nicht durch Abdecken mit Plastikfolie unterbunden wird.

Eichenrinden-Tee, verdünnt mit der doppelten Menge abgekochtem Wasser – mit dieser Lösung können entzündete Augen ausgewaschen und gespült werden. Bindehaut- und Lidrandentzündung sind damit zu bessern.

Frostbeulen, Schweißfüße und vor allen Dingen äußere Hämorrhoiden werden mit *Bädern aus Eichenrinde* erfolgreich behandelt.
Eichenrinden-Abkochung für Teilbäder: Diese Abkochung darf kräftiger angesetzt werden als die oben beschriebene, wird aber in der gleichen Weise zubereitet. Man rechnet hier 2 bis 3 Eßlöffel Rinde auf 1 Liter Wasser, setzt kalt an, erhitzt zum Sieden und kocht auf kleiner Flamme 5 Minuten lang.

Die Badedauer bei Frostschäden (Temperatur um 40° C) beträgt etwa 10 bis 20 Minuten. Da die Gerbstoffe die Haut verfärben, ist es ratsam, bei *Handbädern* anschließend mit Wasser, dem etwas Zitronensaft beigegeben wurde, zu spülen.
Sitzbäder bei Hämorrhoiden sollen ebenfalls 10 bis 20 Minuten lang durchgeführt werden. Eine Anwendung täglich genügt in den meisten Fällen.

Eukalyptus

Eukalyptus-Öl, Mischung mit Latschenkiefer-, Wacholderbeer-, Pfefferminz- und Terpentin-Öl

<u>Hilft bei:</u> Husten, Asthma, allgemeiner Erkältung, Rheuma, Nervenschmerzen, Kopfweh, Stirnhöhlenkatarrh.

Eukalyptus-Öl ist das durch Wasserdampfdestillation frischer Blätter verschiedener Eukalyptusarten gewonnene ätherische Öl, das für die medizinische Verwendung besonders gereinigt worden ist, denn neben dem Hauptinhaltsstoff, dem Cineol (= Eukalyptol), enthält das Rohöl verschiedene Aldehyde, die zum Husten reizen. Daß diese Verunreinigungen besonders unerwünscht sind, wenn das Eukalyptusöl gegen Husten eingesetzt werden soll, ist verständlich.

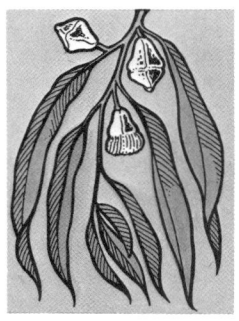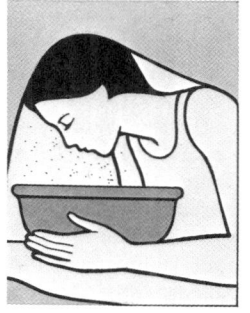

Seit man den Eukalyptusbaum, der in Australien und Tasmanien beheimatet ist und dort etwa drei Viertel der gesamten Baumflora ausmacht, auch bei uns kennt und seit man gelernt hat, das ätherische Öl zu gewinnen und zu reinigen, gehört das Eukalyptus-Öl zu den beliebtesten und auch wirksamsten Hausmitteln, vor allen Dingen bei Erkältungen. Die Anwendung ist sehr verschiedenartig.
Die *Dampfinhalation* mit Eukalyptus-Öl bei Bronchitis, Asthma und allgemeiner Erkältung ist neben der *Einreibung* das Haupt-anwendungsgebiet des Hausmittels Eukalyptus-Öl.
So wird die <u>Dampfinhalation</u> durchgeführt: Man füllt 1 Liter siedendes Wasser in eine Schüssel, gibt 3 bis 5 Tropfen Eukalyptus-Öl hinzu, bedeckt Kopf und Schüssel mit einem Tuch und atmet die heißen Dämpfe abwechselnd durch Nase und Mund ein.
Durch die mit Wasserdampf flüchtigen ätherischen Öle werden Bronchien, Hals und Rachen sowie die Nasennebenhöhlen desinfiziert. Die Wirkung tritt schnell ein und ist nachhaltig.

Zur Vorbeugung in Erkältungszeiten gibt man morgens wenige Tropfen Eukalyptus-Öl auf ein Taschentuch, das man immer bei sich trägt, um es bei Bedarf vor Mund und Nase zu halten und kräftig daran zu riechen. Das kommt einer Inhalation mit dem ätherischen Öl gleich und kann die Dampfinhalation dann ersetzen, wenn man weder Zeit noch Gelegenheit dazu hat, sie auszuführen.

Neben dem Eukalyptus-Öl zählen – für die gleichen Beschwerden gebraucht – *Latschenkiefern-Öl, Wacholderbeer-Öl, Pfefferminz-Öl* und mancherorts *Terpentin-Öl* zu den Hausmitteln. Vielfach werden sie sogar miteinander gemischt verwendet. Das gilt besonders für Latschenkiefern-Öl in Mischung mit Pfefferminz-Öl und Eukalyptus-Öl zu gleichen Teilen. Diese *Mischungen der ätherischen Öle* ziehen auch wieder in die ärztlichen Praxen ein und werden von Hals-, Nasen- und Ohrenärzten für *Inhalationen* verordnet.

Auch für *Einreibungen* bei Husten und Erkältungen werden alle genannten ätherischen Öle gebraucht.
So wird die <u>Einreibung</u> gemacht: Man reibt Brust und Rücken mit einigen Tropfen Öl ein und bedeckt die Stellen mit einem wollenen Tuch. Das Öl dringt teilweise durch die Haut und gelangt dadurch in Bronchien und Lungen. Es verdampft aber

auch auf der warmen Haut und wird inhaliert.

Eine besondere Form der Einreibung ist der **Eukalyptus-Öl-Schmalz-Wickel:** Etwa 1 Teelöffel voll ungesalzenes Schweinefett auf der Brust über dem Brustbein verteilen, die Fettschicht anschließend mit Eukalyptus-Öl beträufeln. Öl und Fett auf der Haut gründlich miteinander vermischen. Die Brust danach mit einem Leinenlappen abdecken und ein Wolltuch darüberwickeln.

Auch innerlich wird sowohl *Eukalyptus-* als auch *Pfefferminz-Öl, jeweils auf Würfelzukker* geträufelt, gegen Husten eingenommen. Die Wirkung ist mit einem sehr starken Eukalyptus-Bonbon vergleichbar. Ich empfehle, nicht mehr als 1 Tropfen Eukalyptus- oder Pfefferminz-Öl pro Stück Würfelzucker zu verwenden. Das reicht aus.

Es wird mir immer wieder bestätigt, daß Kopfschmerzen, rheumatische Schmerzen oder Nervenschmerzen schnell und nachhaltig verschwinden, wenn man die schmerzenden Stellen mit einigen Tropfen Eukalyptus-Öl einreibt. Auch hier konkurriert es in der Volksmedizin mit dem Latschenkiefern-, Terpentin-, Wacholder- und vor allen Dingen dem Pfefferminz-Öl. Worauf die Wirkung zurückzuführen ist, läßt sich nicht mit Sicherheit sagen. Beim Pfefferminz-Öl im Hinblick auf Kopf- und Nervenschmerzen dürfte die Kühlwirkung, bedingt durch den hohen Mentholgehalt, mit verantwortlich sein.

So werden die Öle für die Einreibung angewandt: Entweder unverdünnt oder mit konzentriertem Alkohol (70% oder gar 90%) in wechselndem Verhältnis gemischt. Ich empfehle die Mischung 1:1 mit 70%igem Alkohol.

Haustropfen

Mehrerlei-Tropfen, Magen-, Wind- und Krampftropfen, Kindertropfen, Melissengeist

Hilft bei: Magen-, Darm-, Galle-, Herz- und Kreislaufbeschwerden, Grippe und Erkältungskrankheiten, Menstruationsbeschwerden.

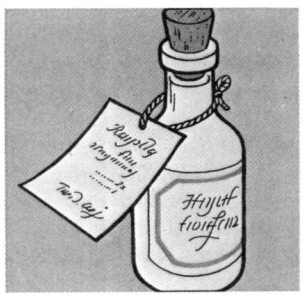

Ich habe hier unter der Bezeichnung »Haustropfen« all das zusammengefaßt, was in Tropfenform als Hausmittel für alle Gelegenheiten in sehr vielen Hausapotheken zu finden ist. Die Zusammensetzung solcher Tropfen ist ungemein vielfältig, und das, was man damit erreichen will und kann, nicht minder. Die volkstümlichen Bezeichnungen dafür reichen von Vielerlei-Tropfen, Verlegenheitstropfen, Mischgeist, Licht-, Engel-, Wunderbalsam über Goldtropfen, Magen-, Wind- und Krampftropfen bis hin zu Melissen-, Karmeliter- oder Klostergeist, um hier nur eine kleine Auswahl zu nennen. Das alles sind Hausmittel, die immer dann zur Hand sein sollten, wenn schnelle Hilfe bei Unpäßlichkeiten nötig ist.

Aus den vielen Rezepten, die ich im Laufe der Jahre gesammelt habe, hier eine Auswahl der wirksamsten:

Mehrerlei-Tropfen bei nervösen Herzbeschwerden wie Unruhe und Herzklopfen, nach Aufregungen oder Überanstrengung, bei plötzlichem Magenweh, bei Übelkeit und Erbrechen.

Das Rezept:

Spiritus Melissae comp. (Melissengeist)	20,0
Tinctura Valerianae aetherae (Ätherische Baldriantropfen)	10,0
Tinctura Menthae piperitae (Pfefferminztinktur)	10,0
Tinctura Crataegi (Weißdorntinktur)	10,0

Magen-, Wind- und Krampftropfen bei Übelkeit und Magenschmerzen mit Völlegefühl und Blähungen.

Das Rezept:

Tinctura aromatica (Aromatische Tinktur)	20,0
Spiritus Melissae comp. (Melissengeist)	20,0
Oleum Carvi (Kümmelöl)	2 Tropfen
Oleum Menthae piperitae (Pfefferminzöl)	1 Tropfen

Kindertropfen bei Leibschmerzen, Menstruationsbeschwerden junger Mädchen, Kopf- und Zahnschmerzen, Angst- und Unruhezuständen, Appetitlosigkeit.

Das Rezept:

Tinctura Chamomillae (Kamillentinktur)	10,0
Tinctura Menthae piperitae (Pfefferminztinktur)	5,0
Tinctura Absinthii (Wermuttinktur)	5,0
Tinctura Valerianae (Baldriantinktur)	5,0
Spiritus aethereus (Hoffmannstropfen)	5,0

Dosierung: Von diesen »Haustropfen« – man kann sie sich in der Apotheke mischen lassen – nimmt man bei Bedarf jeweils 10 bis 20 bis 30 Tropfen auf Zucker oder in einem Eßlöffel Wasser ein.

Wenn man fürchtet, sich erkältet zu haben, leisten diese Haustropfen ebenfalls gute Dienste. Ut aliquid fiat (damit etwas geschieht)? Sicherlich nicht, denn die Wirkung, auch wenn man nicht im einzelnen erklären kann, worauf sie beruht, wird immer wieder bestätigt.

Es sei noch angemerkt, daß auch der **Melissengeist** ungemischt ein bewährtes Hausmittel ist, das bei leichten Herz- und Kreislaufstörungen, Erkältungen und Magenbeschwerden (Übelkeit) schnelle Hilfe bringt. Auch als *Einreibung* bei Kopf- und Gliederschmerzen hat er sich bewährt.

Heublumen

Heublumen-Säckchen, Heublumen-Hemd, Heublumen-Bad

Hilft bei: Rheuma, Nervenschmerzen, Blasenleiden, Frauenschmerzen, Koliken, Hautausschlägen.

Die Anwendung der Heublumen, als Hausmittel ebenso alt wie bewährt, wird unterschiedlich beurteilt. Die Befürworter loben die Wirkung bei den verschiedensten Leiden und empfehlen Heublumen als *Bad, Sitzbad, Teilbad,* vor allen Dingen aber als *Auflage (Heublumen-Säckchen).* Die Kritiker hingegen meinen, daß Heublumenanwendungen nicht anders wirken als reine Wasseranwendungen.

In neuerer Zeit hat die Wissenschaft zu diesem Problem Stellung bezogen. Die Untersuchungen, die im Institut für Arbeitsphysiologie der Technischen Universität in München von Professor Müller-Limroth mit Hilfe von physikalischen Methoden durchgeführt wurden, haben ergeben: Das Auflegen eines Heublumensackes auf schmerzende Stellen führt zu einer Analgesie (Schmerzlinderung), zu einer Sedierung (Beruhigung) und zu einer Durchblutungssteigerung mit erhöhtem Gewebestoffwechsel, zur Entkrampfung verspannter Muskeln und zur Elastizitätsverbesserung des Bindegewebes. Heublumen (Flores Graminis) sind Gemische von Blütenteilen, Samen und kleineren Blattstücken verschiedener Wiesenblumen.

Je nachdem, was auf der Wiese wächst, sind Heublumen unterschiedlich zusammengesetzt. Die Unterschiede sind jedoch nicht so groß, daß sie besonders berücksichtigt werden müssen. Das wichtigste Wiesengras ist das Ruchgras; es enthält Cumarin-Glykoside, die beim Welken, wenn aus Gras Heu wird, durch fermentative Spaltung Cumarin freisetzen. Dadurch bekommt das Heu auch seinen charakteristischen Geruch. Sicher ist die Heublumenwirkung nicht alleine dem Cumarin zuzuschreiben, denn neben dem Ruchgras sind noch unzählige andere Kräuter in Heublumen enthalten.

Man kann Heublumen in der Apotheke kaufen, man kann sie sich aber auch direkt beim Bauern holen; da liegen sie in der Scheune als dicke Schicht auf dem Boden. Beim Lagern des Heus fallen nämlich die trockenen Blüten ab und werden von der Heugabel nicht mehr erfaßt. Was dann auf der Tenne am Boden liegen bleibt – die Heublumen –, wird eingesammelt und gesiebt, um größere Stengelteile auszusondern.

Heublumen-Säckchen als Auflage eignen sich vorzüglich zur Behandlung chronischer und akuter Schmerzen. Koliken (Magen, Darm, Blase, Niere, Galle) sprechen auf eine Heublumenauflage ebensogut an wie Rheuma-, Nerven- oder Frauenschmerzen. Die Anwendung ist zwar einfach, einiges jedoch ist zu beachten.

So wird's gemacht: Zunächst näht man sich – in der Größe der zu behandelnden Stelle – einen Sack aus grobem Leinen. Man füllt ihn 5 bis 8 cm dick mit Heublumen, näht ihn zu, übergießt ihn in einem Topf mit siedendem Wasser und läßt ihn etwa 15 Minuten lang darin liegen. Der Topf muß während dieser Zeit gut zugedeckt sein, damit die flüchtigen Wirkstoffe nicht verdampfen können. Dann wird der Heublumen-Sack aus der noch heißen Flüssigkeit genommen und – das ist wichtig – sehr gut ausgepreßt; zweckmäßigerweise zwischen zwei Brettern. Dieser Vorgang sollte – nach Lageveränderung des Säckchens – mehrmals wiederholt werden.

Den gut ausgepreßten Heublumen-Sack schlägt man in ein Tuch ein, legt ihn auf die zu behandelnde Stelle, wo er mit einem Wolltuch so umwickelt wird, daß er dem Körper fest anliegt. Ebenfalls sehr wichtig: die Temperatur soll etwa 42° C betragen. Der Heublumen-Sack bleibt 1 bis 1½ Stunden liegen, es sei denn, er ist schon früher soweit abgekühlt, daß man keine Wärme mehr verspürt.

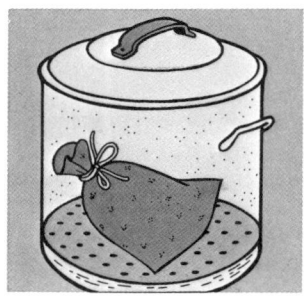

Ich möchte Ihnen noch *eine andere Aufbereitung* für einen Heublumen-Sack nennen: die Erhitzung in strömendem Wasserdampf. Man nimmt dafür am besten einen Einmachtopf (den sogenannten Weckapparat), füllt Wasser ein, bringt es zum Kochen und legt den Heublumen-Sack auf den Rost, wo er im Wasserdampf heiß wird. (Deckel schließen!) Das dauert etwa 5 bis 10 Minuten. Man kann den Heublumen-Sack aber auch in einem gewöhnlichen Kochtopf auf einen aus dem Wasser herausragenden Stein legen und ihn dann im Wasserdampf erhitzen. (Topf mit Deckel zudecken). Bei diesen Methoden erspart man sich das Auspressen.

Im Handel (Apotheke, Drogerie, Reformhaus) gibt es bereits vorbereitete Heublumen-Säcke, die eine genaue Gebrauchsanweisung enthalten. Ein Städter wird sicher gerne darauf zurückgreifen.

Das Heublumen-Hemd empfiehlt Dr. med. Heinrich Wallnöfer zur Bekämpfung von Erkältungskrankheiten bei Kindern.

So wird's gemacht: Man bereitet sich einen Heublumenabsud, indem man 500 Gramm Heublumen mit etwa 5 Litern Wasser übergießt und diesen Ansatz einige Minuten kocht. Dann taucht man ein einfaches Leinenhemd zusammengerollt in den heißen Heublumensud, windet es gut aus, zieht es dem Kind an, das dann sofort – in eine Decke gewickelt und gut zugedeckt – zu Bett gebracht wird. Nach einer halben Stunde muß das Hemd wieder ausgezogen werden.

Das Heublumen-Vollbad wird bei allgemeiner Schwäche, bei Rheuma und Gicht, bei »Frauenleiden« vor allem in den Wechseljahren, zur Beruhigung und bei Hautausschlägen angewandt. Die empfohlene Heublumenmenge für ein Vollbad variiert; ich empfehle 500 Gramm Heublumen.
So wird's gemacht: 500 Gramm Heublumen mit etwa 3 Litern Wasser übergießen, zum Sieden erhitzen, danach den Ansatz eine halbe Stunde beiseite stellen. Nach dem Abseihen wird die Flüssigkeit dem Badewasser zugesetzt (Badetemperatur etwa 38° C, Badedauer 15 Minuten).
Für *Sitz-, Fuß-, Hand- oder Armbäder* rechnet man für 1 Liter Badewasser 5 gehäufte Eßlöffel voll Heublumen.

Man bekommt in der Apotheke auch fertige – und hochwertige – Badeextrakte, die aus Heublumen hergestellt sind.

Homöopathische Hausmittel

Aconitum, Belladonna, Chamomilla, Nux vomica, Allium cepa

Hilft bei: Fieber, Erkältungen im weitesten Sinn, Schnupfen, Schmerzen.

Wer sich ein wenig mit der Homöopathie vertraut gemacht hat, wird wissen, daß man kein Homöopathikum nur einer bestimmten Krankheit zuordnen kann. Als Hausmittel im herkömmlichen Sinn kann man diese Mittel auch nicht bezeichnen. Bei Fieber, Schnupfen, grippalen Infekten oder Schmerzen jedoch können einige Homöopathika – selbst ohne genaue Kenntnis der Eigenart homöopathischer Behandlungsweise – eingesetzt werden. Sie sind in vielen Hausapotheken zu finden und sehr wirksam.

Aconitum und Belladonna
Diese beiden Homöopathika in der 4. und 6. Dezimalpotenz sind probate Mittel gegen fieberhafte Zustände, vor allen Dingen gegen fiebrige Erkältungskrankheiten, bei denen das Fieber meist ganz plötzlich und heftig auftritt und am Abend bis auf 40° C ansteigt. Gibt man dann stündlich 5 Tropfen Aconitum D_4 oder D_6 oder Belladonna D_4 oder D_6 – oder beide Mittel im Wechsel –, dann sinkt das Fieber schnell; nach 1 bis 2 Tagen ist der Patient in der Regel fieberfrei. Die das Fieber begleitenden Beschwerden wie Kopfschmerzen, Nervosität, auch Husten und Halsweh werden ebenfalls gelindert.

Man kann diese beiden Mittel auch einzeln gezielter einsetzen, jeweils ebenfalls in der 4. oder 6. Dezimalpotenz: Wenn der Patient angibt, er habe seine Erkältung (Fieber) bekommen, weil er zu leicht angezogen oder durchnäßt starker Kälte oder gar Zugluft ausgesetzt war, ist *Aconitum* vorzuziehen, während *Belladonna* dann besser wirkt, wenn die Beschwerden nach zu langem Sonnenbaden oder besonderer Anstrengung in praller Sonne aufgetreten sind. Verschlimmern sich die Beschwerden am Abend und in der Nacht, verlangt der Kranke nach frischer Luft (das Fenster soll geöffnet werden), ist er furchtsam und unruhig, deckt er sich häufig auf, weil ihn die Wärme stört, dann ist *Aconitum* besser, während ein ungeduldiger (zänkischer) Patient mit hochrotem Gesicht, der Licht, Geräusche und Berührung als unangenehm empfindet, auf *Belladonna* besser anspricht.

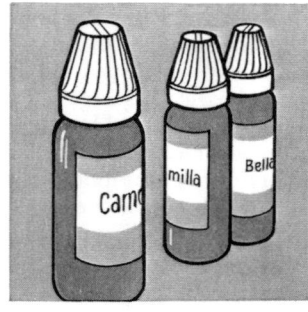

Chamomilla

Dieses Homöopathikum ist das Hausmittel für Kinder – sowohl bei Unruhe, Zahn- oder Ohrenschmerzen, Schlafstörungen und nächtlichem Schreien als auch bei Durchfällen während des Zahnens. Reizbare, empfindsame (wehleidige) Kinder sprechen auf Chamomilla besonders gut an. Bei ihnen fällt auf, daß sie, sobald sie krank sind, eine gerötete und eine blasse Wange haben, an der Stirn und auf dem Kopf schwitzen und nach sauren und sehr kalten Getränken verlangen. Auch bei Chamomilla wählt man die 4. oder 6. Dezimalpotenz (D_4 oder D_6) und gibt in akuten Fällen 5- bis 10mal täglich 5 Tropfen, später, wenn bereits Besserung eingetreten ist, nur noch 2- bis 3mal täglich 5 Tropfen, etwa eine Woche lang.

Nux vomica und Allium cepa

Beides sind bewährte Schnupfenmittel. Zu Beginn eines Schnupfens mit verstopfter Nase und rauhem Hals gibt man erfolgreich *Nux vomica*. Wenn jedoch die Nase läuft, der Ausfluß klar, aber stark reizend ist (man bekommt entzündete Nasenflügel und eine wunde Oberlippe), dann ist *Allium cepa* wirksamer. *Die Dosierung:* Von Nux vomica D_6 oder Allium cepa D_6 jeweils 5- bis 6mal täglich 5 bis 10 Tropfen bis zum Verschwinden des Schnupfens.

Honig

Honig in Tee und Milch, Zitrone mit Honig, Honig-Waben, Honig-Lebertran, Honig-»Emulsionen«

Hilft bei: Erkältungen, Wunden, Magen- und Darmbeschwerden, Entzündungen in Mund und Rachen, Asthma, Bronchitis, Heuschnupfen, Stirnhöhlenkatarrh, Nervenschwäche, Akne, Sommersprossen.

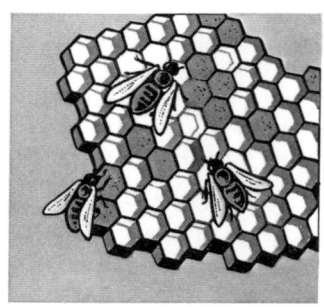

Honig und Honigzubereitungen zählen zu den beliebtesten Hausmitteln, die wir kennen; und sie sind wirksam.
Man kennt heute die einzelnen Bestandteile des Honigs sehr genau. Neben den Zuckern (Fruchtzucker, Traubenzucker, Rohrzucker, Maltose) sind auch alle Mineralien, die wir zum Leben benötigen, im Honig enthalten; auch solche, von denen unser Organismus nur sehr wenig braucht und die daher Spurenelemente genannt werden. Diese Inhaltsstoffe sind in unterschiedlichen Mengen

in den einzelnen Honigsorten enthalten, doch jede Honigart, ob Wald-, Blüten-, Blatt- oder Heidehonig, enthält sie alle in der für uns ausreichenden Menge: Enzyme, Vitamine, Hormone (Acetylcholin), Aminosäuren (wichtige Eiweißbestandteile) und Mineralsäuren (Phosphorsäure). Erwähnenswert sind auch die »Inhibine«, Stoffe, die das Bakterienwachstum hindern oder Krankheitserreger abtöten können.

Unsere Vorfahren, die noch keine Ahnung von Bakterien, Viren, Vitaminen und Spurenelementen hatten, die nichts von den lebensnotwendigen Aminosäuren wußten, verwendeten viel Honig zur Arzneibereitung. »Mit Honig gemischt«, »in Honig gesotten« oder ähnliche Gebrauchsanweisungen durchziehen die mittelalterlichen Kräuterbücher.

Im Vordergrund der Honiganwendung stehen die Erkältungskrankheiten. Zur Vorbeugung und zu Beginn einer Erkältung – so lautet ein altes *Hausrezept* – nehme man 5mal täglich 1 Teelöffel voll Honig. Und die Begründung: Honig stärkt die Abwehrkräfte, hilft dem Körper, die Krankheitserreger zu überwinden, und hält den Kreislauf stabil.

Erweitert wurde dieses Rezept durch die Empfehlung, bei Husten den *Honig in Lindenblüten-Tee oder Thymian-Tee* zu nehmen. Wer Halsweh hat, soll mit *Salbei-Tee*, der mit *Honig* gesüßt ist, gurgeln und diese Arznei hinunterschlucken, um Honig und Salbei auch mit jenen Partien des Halses in Berührung zu bringen, die beim Gurgeln nicht erreicht werden.

Zitrone mit Honig: Eine Zitrone auspressen, den Saft mit der gleichen Menge warmem Wasser verdünnen, 2 Teelöffel voll Honig hinzufügen und diesen Trank schluckweise trinken. Das wurde und wird bei Heiserkeit und Schnupfen empfohlen.

»Die verstopfte Nase wird wieder frei, wenn Du Honig mitsamt den *Waben* kaust«. Diese wirklich gute Empfehlung fand ich in einem handgeschriebenen Rezeptbuch meiner Großmutter. Honig mit *Fenchel*, Honig mit *Zwiebeln*, Honig mit *Rettich* wird an anderer Stelle besprochen (→ Seite 30 und 35).

Auch Magen-, Galle- und Leberbeschwerden, vor allen Dingen Stuhlverstopfung, lassen sich durch regelmäßige Honiggaben beheben. Hier ist die **Honigmilch** ihrer Wirksamkeit wegen an erster Stelle zu nennen: Abgekochte, noch warme Milch mit der gleichen Menge Honig mischen; warm trinken! Trinkt man 2mal täglich über einen Zeitraum von 2 bis 3 Wochen 1 Tasse Honigmilch, so bessern sich nicht nur die schon genannten Beschwerden, eine solche Kur stärkt auch die Nerven, belebt den Kreislauf und kräftigt das Herz.

Sogar Magen- und Zwölffingerdarmgeschwüre kann man mit einer **Honigkur** erfolgreich behandeln: Morgens nüchtern innerhalb von 2 Stunden 500 Gramm Honig essen. Schon nach 4 bis 5 Tagen zeigt sich (auf dem Röntgenbild) bereits das Abheilen der Geschwüre an. Es versteht sich von selbst, daß man vor einer solchen Kur zunächst mit seinem Arzt sprechen muß.

Ganz besonders eignet sich Honig für die Wundbehandlung. Dafür gibt es ebenfalls zahlreiche Rezepte aus der Hausapotheke: „Man mische gleiche Teile *Lebertran und Honig* und bestreiche damit alle wunden Stellen. Sie werden schnell heilen.« Auch diese Mitteilung fand ich im Buch meiner Großmutter; aufgezählt wurden alle damit behandelten Wunden: der wunde Po eines Säuglings, die durchgerittenen Schenkelinnenseiten des Mannes, die Blasen an den Füßen der Söhne, eiternde Geschwüre und infizierte Schnittwunden. Eine Anmerkung zu diesem Rezept sagte aus, daß die Wunden fast über Nacht heilten.

Sogar bei entzündeten Augenlidern kann Honig erfolgreich sein: Bei geschlossenen

Augen die Lider abends *mit Honig einreiben* und am Morgen ihn mit lauwarmem Wasser wieder abwaschen.

Zum Schluß noch einige Rezepte für *Honig-»Emulsionen«* gegen Akne, Hautunreinheiten und zur Schönheitspflege.

Rezept gegen Akne: Stiefmütterchen- und Augentrostkraut zu gleichen Teilen mischen und die doppelte Menge gehäckseltes Haferstroh dazugeben. Auf 3 Teelöffel dieser Mischung $1/4$ Liter Wasser geben und aufkochen. Den Ansatz 2 Stunden stehenlassen, abseihen und 2 Eßlöffel Honig hinzugeben. Mit dieser Flüssigkeit die von Akne befallenen Hautstellen 2mal am Tage waschen. Am Abend dann die erkrankten Stellen mit reinem Honig bestreichen und am Morgen mit lauwarmem Wasser alles wieder abwaschen. Die Aknepusteln heilen ab.

Rezept gegen Hautunreinheiten: Honig und Milch zu gleichen Teilen mischen, den Saft einer Zitrone hinzugeben, kräftig schütteln. Mit dieser »Emulsion« das Gesicht an jedem Abend bestreichen. Die Haut wird zart und rein, alle vorhandenen Pusteln und Grindstellen verschwinden.

Zwei Rezepte zur Pflege müder Haut:
1 Eigelb mit 1 Teelöffel Honig schlagen, 1 Eßlöffel voll Hafermehl (oder im Mixer zu Mehl zerschlagene Haferflocken) darunterrühren und diesen Brei als Maske auftragen. Nach einer Stunde abwaschen. Die müde Haut ist wieder straff und zart.
Professor Joirisch aus Moskau empfiehlt:
1 Eigelb, 1 Kaffeelöffel Honig und ebensoviel Glycerin (aus der Apotheke) gut miteinander vermischen, die Haut damit bestreichen, nach $1/2$ bis 1 Stunde wieder abwaschen. Die Haut wird glatt und schön.

Ein amerikanisches Hausmittel zur Schönheitspflege: 1 Eßlöffel süßes Mandelöl (aus der Apotheke) gut mit 2 Eßlöffeln Honig vermischen. Diese Mischung auf die gereinigte Haut auftragen, leicht einmassieren, nach $1/2$ Stunde mit lauwarmem Wasser und einem weichen Tuch wieder entfernen.

Rezept gegen Sommersprossen:
250 Gramm Honig, den Saft einer Zitrone sowie 60 Gramm Glyzerin und 60 Milliliter Alkohol 70% (beides aus der Apotheke) gut miteinander mischen. Morgens und abends die Haut damit betupfen.

Johanniskraut

Johanniskraut-Öl

Hilft bei: Magen-, Galle- und Leberbeschwerden, Nervosität, Rheuma, Nervenschmerzen, Gürtelrose, Wundsein, Hautunreinheiten.

Das Johanniskraut ist eine Heilpflanze, die unter den Hausmitteln einen festen Platz einnimmt; es ist vor allem das *Johanniskraut-Öl,* ein Olivenölauszug aus den Blüten, das als Hausmittel verwendet wird. Man kann es in der Apotheke fertig kaufen, man kann es sich aber auch selber herstellen. Für alle, die eine Selbstbereitung vorziehen, zunächst das Rezept für ein erstklassiges Öl.
So wird Johanniskraut-Öl hergestellt:
Um Johanni herum, wenn sie sich gerade geöffnet haben, muß man die gelben Blüten des Johanniskrautes sammeln. Etwa 25 bis 30 Gramm frische Blüten werden zerquetscht und in einem Mörser oder in einer Reibschale zerrieben. Dann gibt man $1/2$ Liter Olivenöl hinzu und vermischt es mit den zerriebenen Blüten. Der Ansatz wird in eine Weithalsflasche aus weißem Glas gefüllt, die zunächst unverschlossen bleibt. An einem warmen Ort überläßt man die Mischung unter gelegentlichem Umrühren etwa 5 Tage lang der Gärung. Dann wird die Flasche verschlossen und so lange dem Sonnenlicht ausgesetzt, bis ihr Inhalt eine leuchtend rote Farbe angenommen hat. Je nach Sonnen-

scheindauer und -intensität ist das in etwa 5 bis 7 Wochen der Fall. Erst jetzt darf abgegossen werden. Der Bodensatz wird ausgepreßt und das so gewonnene Öl noch einmal etwa 1 Woche beiseite gestellt. In dieser Zeit trennt sich das Öl vom Wasser, das aus den frischen Blüten stammt. Das Öl wird vorsichtig abgegossen und in kleine Flaschen mit etwa 100 bis 200 Gramm Fassungsvermögen gefüllt, die an einem kühlen Ort aufbewahrt werden müssen.

Die Anwendung des Johanniskraut-Öls geht auf Hippokrates zurück, den berühmtesten Arzt der Antike. Aber auch Paracelsus, Bock, Matthiolus und andere bedeutende Autoren des Mittelalters loben es in den höchsten Tönen. Im Vordergrund der Anwendung als Hausmittel stehen die Wund- und Schmerzbehandlung.
Auflagen und *Einreibungen:* Man legt mit Öl getränkte Mulläppchen auf die Wunden oder die schmerzenden Stellen (mit oder ohne Verband). Auf diese Weise wird die Heilung gefördert oder der Schmerz beseitigt. Bei Kopfschmerzen reibt man einen Tropfen Johanniskraut-Öl an den Schläfen ein; bei Rheuma und Nervenschmerzen massiert man die schmerzenden Stellen, bei der Gürtelrose betupft man die betroffenen Partien sehr vorsichtig mit diesem Öl. Solange bei der Gürtelrose allerdings noch Bläschen vorhanden sind, bedeckt man die kranken Stellen mit einem ölgetränkten Läppchen.
Trockene Haut kann während der Nacht mit Johanniskraut-Öl gepflegt werden; man wendet es an wie ein anderes Hautöl (vielleicht etwas sparsamer).
Innerlich gibt man bei Galle- und Leberbeschwerden, bei Magenstörungen, Schlafstörungen und Nervosität 2- bis 3mal pro Tag 1 Teelöffel Johanniskraut-Öl.
Hinweis: Während der Kur bitte nicht lange in die pralle Sonne gehen oder Sonnenbäder nehmen. Johanniskraut-Wirkstoffe machen lichtempfindlich.

Kohl

Sauerkraut, Weißkohlsaft, Kohlblätter

Hilft bei: Stuhlträgheit, Magen- und Darmbeschwerden, Wunden und Geschwüren, offenen Beinen, Gürtelrose, Rheuma, Gicht, Neuralgien.

Es ist wirklich etwas dran an der großen Heilwirkung des gewöhnlichen Weißkohls, des Kohlkopfs, Kappes oder wie man ihn sonst noch nennen mag, und als Hausmittel – nicht zuletzt, weil immer zu haben – steht er hoch im Kurs. Erstaunlich, was man damit alles anfangen kann.

Sauerkraut
Bewährtes und noch dazu gesundes Stuhlregulierungsmittel ist Sauerkraut. Wer es ausprobiert hat, wird das bestätigen können. Man ißt täglich etwa 200 bis 300 Gramm, wobei es gleichgültig ist, ob man es roh verzehrt oder gekocht. Diese *Sauerkraut-Kur* muß konsequent 3 bis 4 Wochen lang durchgeführt werden.
Die Wirkung läßt sich medizinisch so erklären: Unsere Verdauung wird durch ein System von Nerven reguliert, das durch die verschiedensten Stoffwechselprodukte (um- und abgebaute Nahrungsbestandteile) angeregt wird, von denen das Acetylcholin besonders wirksam ist. In etwa 200 Gramm Sauerkraut ist die Menge Acetylcholin enthalten, die eine Stuhlträgheit beseitigt. Sauerkraut enthält darüber hinaus sehr viel Ballaststoffe, das sind unverdauliche Substanzen (Zellulose), die die Dickdarmbewegung anregen. Und auch die Mineralsalze sowie der Gehalt an Milchsäure im Sauerkraut wirken stuhlregulierend. Dieses bewährte Hausmittel versagt nie. Unterstützen kann man eine Sauerkraut-Kur durch viel Bewegung und Sport. Übrigens sättigt Sauerkraut auch und hat nur wenig Kalorien. Mit etwas gutem Willen – und nicht gerade Schweins-

haxe als Beilage – kann man während einer solchen Kur sogar einige Pfunde abnehmen, und das ist für die meisten Menschen zusätzlich von Vorteil.

Weißkohlsaft
Unzählige Menschen leiden unter Magenschleimhautentzündung, Magen- und Zwölffingerdarmgeschwüren. Viele Heil- und Linderungsmittel sind auf dem Markt, denen man ein altes und bewährtes Hausmittel an die Seite stellen kann; den *Saft aus frischen Kohlblättern*. Die Wissenschaft, die sich damit beschäftigt hat, bestätigt die Wirkung. Man fand einen Stoff im Weißkohl, den man als Anti-Ulkusfaktor (früher Vitamin U) bezeichnete.

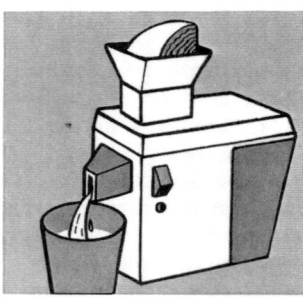

Die Kur mit Weißkohlsaft: Man bereitet sich mit Hilfe eines Entsafters aus Kohlblättern einen Saft, von dem man etwa 14 Tage lang über den Tag verteilt 1 Liter trinkt. Die unangenehmen Beschwerden wie saures Aufstoßen und oft krampfartige Magenschmerzen lassen schon nach einigen Tagen nach, vorhandene Geschwüre heilen schnell ab. Das wurde in Kliniken der USA und der Schweiz nachgewiesen.

Kohlblätter
Schier Wundersames berichtet die Volksmedizin über die positive Wirkung der auf schlecht heilende Wunden, auf Geschwüre oder eitrige Panaritien (Nagelbettentzündung) gelegten Kohlblätter. Nervenschmerzen, vor allem als Folge der Gürtelrose,

Zahnschmerzen, Gelenkschmerzen und durch Gicht hervorgerufene Schmerzen werden durch diese *Auflagen* ebenfalls schnell und nachhaltig gelindert. Das alles ist vielfach erprobt worden. Daß man auch Asthma und Bronchitis mit Kohlblatt-Umschlägen ausheilen kann, erscheint mir zweifelhaft, obgleich es immer wieder behauptet wird.

So werden <u>Auflagen mit Kohlblättern</u> gemacht: Frische Blätter aus dem Innern eines Kohlkopfes von der Mittelrippe befreien, mit einem Rollholz durchwalken, damit sie ihre Starrheit verlieren, und auf die kranken Stellen (Wunden, Gelenke, schmerzende Hautpartien) legen; das Ganze locker mit einer Mullbinde umwickeln. Bei Wunden muß der Verband täglich zweimal, in allen anderen Fällen täglich einmal gewechselt werden. Bevor bei Wunden ein neues Kohlblatt aufgelegt wird, ist ein lauwarmes Teilbad mit Kamillentee angezeigt. Das unterstützt die Heilung.

Das Hausmittel Kohlblatt wird auch oft zur Schmerzlinderung bei Verbrennungen gebraucht. Sicher wirkt die Kühlung wohltuend, doch das Eintauchen des verbrannten Körperteils in kaltes Wasser ist wirksamer (→ Seite 42).

Kümmel-Fenchel-Anis

Kümmel-Tee, Kümmel-Schnaps, Windsaft, Windsalbe, Blähsuchts- und Krampf-Tee, Anis-Plätzchen

<u>Hilft bei:</u> Blähungen, Völlegefühl, krampfartigen Magenbeschwerden, Husten.

Diese drei Heilpflanzen müssen gemeinsam abgehandelt werden, denn sie gehören nicht nur botanisch zu der gleichen Pflanzenfamilie, den Doldengewächsen (Apiaceae), sondern sind alle bewährte Hausmittel gegen Blähungen, Völlegefühl, krampfartige Ma-

genschmerzen, zudem wirksame Hustenmittel, die in all ihren traditionellen Anwendungen wissenschaftlich anerkannt sind. Die
Wirkstoffe sind ätherische Öle, die – obgleich unterschiedlich zusammengesetzt –
sehr ähnlich wirken. Gegen Blähungen und
krampfartige Magenbeschwerden steht der
Kümmel an erster Stelle, gefolgt von Fenchel
und Anis; gegen Husten nimmt der Fenchel
den ersten Platz ein vor Anis und Kümmel.

Gegen Blähungen und Magen-
beschwerden

Es ist sehr schwierig, bei Blähungen, Völlegefühl und krampfartigen Magenbeschwerden schnell die richtige Diagnose zu stellen.
Auch der Arzt verhält sich oft abwartend,
weil die Ursachen häufig Ernährungsfehler
sind. Da aber diese Beschwerden sehr lästig
sind, möchte man schnell davon befreit werden. Das gelingt in den meisten Fällen mit
Hilfe nur einer Tasse *Kümmel-Tee*. Kindern
gibt man lieber einen *Fenchel-Tee*, weil er
besser schmeckt.

**Die Zubereitung von Kümmel- und Fen-
chel-Tee:** 1 gehäufter Teelöffel zerdrückter
Früchte (oder 2 Teelöffel ganzer Früchte)
mit siedendem Wasser übergießen und bedeckt 10 Minuten lang ausziehen. Nach dem
Abseihen wird der Tee gut warm schluckweise getrunken. Meist genügt zur Linderung der Beschwerden schon eine Tasse Tee,
doch dürfen es, wenn nötig, über den Tag
verteilt auch 2 bis 3 Tassen Tee sein.

Die Volksmedizin kennt aber die Kümmel-
früchte nicht nur als Tee, es gibt zahlreiche
andere daraus bereitete Hausmittel gegen
Magenbeschwerden verschiedenster Art,
doch hauptsächlich gegen Blähungen und
Krämpfe. Hier eine Auswahl derer, von deren Wirkung ich mich überzeugen konnte.

Mit *Kümmel-Schnaps*, um es gleich klarzu-
stellen, ist nicht der Kümmellikör gemeint,
er ist nicht so wirksam, weil sein Zuckerge-
halt nachteilig wirken kann. Es ist vielmehr
die Rede von der Zubereitung mit Korn-

schnaps, darunter versteht man aus Korn ge-
brannten Weinbrand von etwa 35 Volum-
prozent Alkohol.

So wird der Kümmel-Schnaps hergestellt:
50 Gramm zerstoßenen Kümmel mit ³/₄ Liter
Kornschnaps übergießen, etwa 10 Tage lang
ausziehen und abseihen. Von diesem »Kümmel« trinkt man bei Blähungen oder Völlegefühl 1 Likörglas voll möglichst kalt. Auch
zur Vorbeugung dient dieses Hausmittel.
Nach blähenden Speisen (Kraut, Hülsen-
früchte) trinkt man 1 Likörglas voll. Den
vielen Kümmelschnäpsen, die es allenthal-
ben zu kaufen gibt, ist dieser selbst ange-
setzte »Kümmel« überlegen, weil er mehr
ätherisches Öl enthält.

Vor allem Kleinkinder und Säuglinge (man
sagt, daß Buben mehr davon betroffen sind
als Mädchen) werden häufig von Blähungen
geplagt. Gleich nach der Flaschenmahlzeit
fangen sie an zu schreien, krümmen sich und
kommen erst dann zur Ruhe, wenn die Blähungen abgehen. Die Ursachen sind schwer
festzustellen. Nicht immer wird die Baby-
nahrung schlecht vertragen, oft schluckt der
Säugling zu viel Luft, oft sind es andere,
unbekannte Gründe. In all diesen Fällen hat
sich der *Windsaft* bestens bewährt. Seine
Wirkung hat mich so überzeugt, daß ich ihn
für das beste Mittel gegen Blähungen im
Kleinkinder- und Säuglingsalter halte.

Das Rezept für den Windsaft: ³/₄ Pfund gu-
ten Bienenhonig mit 100 Milliliter abgekochtem Wasser versetzen und das Gemisch
gut durchrühren. Diesen Ansatz in eine Flasche von 1 Liter Fassungsvermögen gießen
und etwa 10 Minuten durchschütteln. Zu
10 Milliliter Branntwein in einem kleinen
Glas gibt man 2 Tropfen Fenchel-Öl und
1 Tropfen Anis-Öl (aus der Apotheke), die
sich im Branntwein lösen. Diese Lösung
wird dem Honigansatz hinzugegeben und
das Ganze etwa 15 Minuten lang geschüttelt.
Der fertige Windsaft ist einige Wochen haltbar. Von diesem Saft gibt man jeweils 1 Teelöffel voll in jede Babyflaschenmahlzeit.
Größeren Kindern gibt man 1 Teelöffel voll

Windsaft direkt ein. Die Wirkung zeigt sich prompt.

Windsalbe wird vor allem von älteren Leuten, die unter chronischer Verdauungsschwäche mit Blähungen und Bauchkrämpfen leiden, angewandt. Man reibt damit die Gegend um den Nabel herum ein und bedeckt mit einem warmen Tuch. Die ätherischen Öle dringen durch die Haut und lindern die Beschwerden nachhaltig.

Das Rezept für die <u>Windsalbe</u>: 2 Eßlöffel ungesalzenes Schweineschmalz im Wasserbad so lange erwärmen, bis das Schmalz flüssig geworden ist. Je $\frac{1}{2}$ Teelöffel fein zermahlene Kümmel-, Fenchel- und Anisfrüchte dazugeben und im Wasserbad noch etwa 10 Minuten lang erwärmen. Den noch heißen Ansatz durch ein Mulltuch abseihen und abkühlen lassen.

Der gemischte *Blähsuchts- und Krampf-Tee* gegen allgemeine Verdauungsschwäche regt die Verdauungssaftdrüsen zu vermehrter Ausscheidung an und reguliert dadurch das gesamte Verdauungsgeschehen im Magen und Darmbereich.

So wird der <u>Blähsuchts- und Krampf-Tee</u> bereitet: Kümmel-, Fenchel-, Anisfrüchte sowie Wermutkraut zu gleichen Teilen miteinander mischen. 2 Teelöffel dieser Mischung mit $\frac{1}{4}$ Liter siedendem Wasser übergießen, 10 Minuten lang in bedecktem Gefäß ausziehen und abseihen. Bei Bedarf 1 Tasse Tee sehr warm trinken.

Gegen Husten und Erkältungen
Wie schon oben angedeutet, finden Anis und Fenchel auch vielseitige Verwendung als Hustenmittel. Neben *Anis- und Fenchel-Tee* steht der *Fenchel-Honig* besonders bei älteren Menschen und Kindern sehr hoch im Kurs. Das ätherische Öl dieser Früchte desinfiziert die befallenen Bronchien, wirkt krampflösend und auswurffördernd. Den Fenchel-Honig wird heute kaum jemand noch selbst bereiten, denn man bekommt ihn in sehr guter Qualität in der Apotheke.

Ebenfalls sehr empfehlen kann ich das Kauen von echten *Bienenwaben* zusammen mit einigen Körnchen *Fenchel* oder *Anis*. Das macht die verstopfte Nase frei, sorgt für bessere Durchblutung und bringt sogar bei chronischer Stirnhöhlenentzündung Besserung. Auch Heuschnupfen-Patienten berichten, daß sie dadurch Linderung erfahren. *So wird's gemacht:* Ein etwa zehnpfennigstückgroßes Stückchen Bienenwabe (im Reformhaus oder bei Imkern) wird zusammen mit 4 bis 5 Körnchen Fenchel oder Anis 6mal täglich jeweils $\frac{1}{4}$ Stunde gekaut.

Sogar *Anisplätzchen* sind als Hausmittel in vielen Familien gegen Blähungen und Husten stets vorrätig.

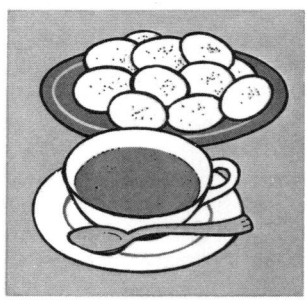

Mein Rezept für <u>Anisplätzchen</u> zum Ausprobieren: 125 Gramm Honig, 125 Gramm Zucker und 4 ganze Eier etwa 1 Stunde lang schaumig rühren, 3 gehäufte Teelöffel fein gewiegte Anisfrüchte und 300 Gramm fein gesiebtes Mehl daruntermischen. Mit einem Teelöffel sticht man dann kleine Portionen von der Teigmasse ab, setzt sie auf ein mit wenig Butter gefettetes und mit Mehl bestreutes Backblech und stellt das Ganze über Nacht in einen warmen Raum, damit die Masse gut trocknen kann. Am nächsten Tag werden die Plätzchen bei schwacher Hitze hellgelb gebacken. Sie schmecken sehr stark nach Anis, verhüten Blähungen nach zu reichlichem Essen und sollen bei Kindern den krampfartigen Husten stillen. Lange im Mund behalten und gründlich durchkauen.

Lein

Leinsamen, Leinsamen-Aufguß, Leinsamen-Emulsion, Lein-Öl, Leinsamen-Säckchen

<u>Hilft bei:</u> Stuhlverstopfung, Magenbeschwerden, Halsweh und Zahnfleischentzündung, Verbrennungen, Sonnenbrand, Hautausschlägen, Schuppenflechte, Gürtelrose, Geschwülsten, Blasenkoliken, Leberschwellung.

Seit man erkannt hat, daß drastische Abführmittel, auch solche pflanzlichen Ursprungs, bei Dauergebrauch den Dickdarm schädigen können (Reizkolon), besinnt man sich wieder auf die altbewährten Hausmittel. Und zu ihnen gehört der <u>Leinsamen,</u> mit dem man bei regelmäßiger Einnahme und etwas Geduld auch eine chronische Stuhlverstopfung kurieren kann. Leinsamen quellen während des Verdauungsvorgangs im Darm auf und regen dadurch die Darmperistaltik (Darmbewegung) an. Sie enthalten zudem fettes Öl, das als Gleitmittel wirkt und die Abführwirkung unterstützt. Auch die sehr geringen Mengen an Blausäure in den Samen sind an der Wirkung mit beteiligt.
So wird's gemacht: Man verwendet Leinsamen entweder alleine oder mischt ihn unter Mus (Zwetschgenmus); 2 bis 3 Eßlöffel voll am besten morgens oder 2- bis 3mal täglich eingenommen, führen innerhalb weniger Tage problemlos ab.

Wegen des reizmildernden Pflanzenschleims im Leinsamen eignet sich ein *Leinsamen-Aufguß* auch zur Schmerzlinderung bei Magenschleimhautentzündungen oder als Gurgelmittel bei entzündetem Zahnfleisch und Halsweh.
So wird der <u>Leinsamen-Aufguß (-Tee)</u> bereitet: 2 gehäufte Teelöffel voll Leinsamen mit ¼ Liter kaltem Wasser übergießen und unter gelegentlichem Umrühren etwa 30 Minuten lang ausziehen. Dann wird die Flüssigkeit abgegossen. Der Tee ist nach Anwärmen auf Trinktemperatur gebrauchsfertig. Mehrmals täglich gurgeln oder bei Magenweh 2 bis 3 Tassen trinken.

Die <u>Leinsamen-Emulsion</u> – das durch kalte Pressung gewonnene fette Leinsamen-Öl (Apotheke) wird zu gleichen Teilen mit Kalkwasser versetzt und durchgeschüttelt – schafft Linderung bei Verbrennungen. Verbrannte Hautstellen mit oder ohne Brandblasen – jedoch keine offenen Brandverletzungen! – werden mit dieser Emulsion leicht eingerieben. Schmerz und Spannung der Haut werden gelindert, die Heilung wird gefördert. Auch bei Sonnenbrand hilft dieses Hausmittel.

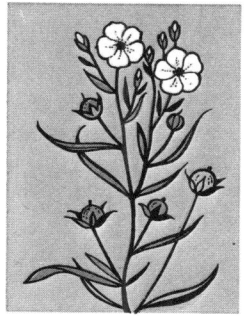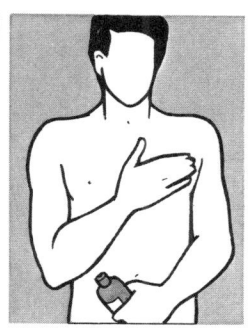

Restherde der Schuppenflechte (Psoriasis) und schrundige Haut an Händen und Füßen kann man mit reinem <u>Lein-Öl</u> (Apotheke) einreiben, um das Abheilen zu beschleunigen. Das gilt auch für trockene Ekzeme. Gürtelrose ist sehr schmerzhaft, auch dann noch, wenn die Bläschen bereits abgeheilt sind. Hier leistet Lein-Öl ebenfalls gute Dienste. Es wird immer wieder berichtet, daß ein Betupfen mit Lein-Öl als sehr wohltuend empfunden wird.

Und bei Blasenkoliken, Bauchschmerzen, Leberschwellung und Geschwülsten bewährt sich ein <u>Leinsamen-Säckchen:</u> Man gibt zerquetschten Leinsamen in ein Säckchen aus Mull, das in der Größe für den jeweiligen Fall ausgewählt wird, hängt es etwa 10 Minuten lang in siedendes Wasser und legt es, nach Abkühlung auf etwa 42° C, auf die betroffenen Stellen, wo es mit einem wollenen Tuch umwickelt wird. Es bleibt etwa 30 Minuten lang liegen. Die wohltuende, auch in der Tiefe wirksame Wärme lindert den Schmerz. Besonders empfehlen kann ich ein Leinsamen-Säckchen bei Leberschwellung.

Lorbeer

Lorbeer-Öl

Hilft bei: Geschwüren und Geschwülsten, Erkältungskrankheiten, Sportverletzungen, Gelenkschmerzen, Rheumatismus und Gicht.

Die Heimat des Lorbeerbaums (Laurus nobilis) ist Kleinasien, doch heute wächst er sowohl wild als auch kultiviert überall im Mittelmeerraum, im subtropischen Gebiet Rußlands sowie in Mittel- und Südamerika.

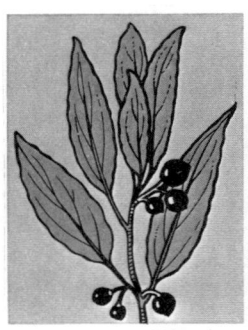 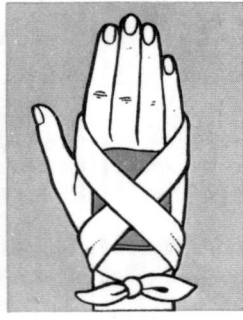

Lorbeer-Öl ist das aus den Früchten dieses Baumes gewonnene, gereinigte, grüne, salbenartige Gemisch aus Fett und ätherischem Öl. Es schmilzt bei Körpertemperatur und läßt sich auf diese Weise leicht in die Haut einreiben. Man bekommt es in der Apotheke unter der Bezeichnung Lorbeer-Öl (Lauri oleum = Oleum Lauri expressum).

Vor allem als Hausmittel ist das Lorbeer-Öl schon sehr lange im Gebrauch. Als *Einreibemittel* findet es vielseitige Verwendung. Geschwüre und Geschwülste werden damit behandelt, um ein Erweichen oder die »Verteilung« zu erreichen. Ohne Anwendung von Druck reibt man es behutsam in die kranken Stellen ein. Dabei schmilzt es und dringt durch die Haut.

Wirksam ist Lorbeer-Öl auch als Einreibung bei schmerzenden Gelenken und der Behandlung von Erkältungskrankheiten. Auch als Einreibung bei Hautunreinheiten und zur *Massage* verwendet man dieses Öl. Die Durchblutung wird gefördert, die ätherischen Öle wirken antiseptisch, der Fettgehalt bekommt spröder und trockener Haut gut.

Obwohl das fette Lorbeer-Öl als Hausmittel für Einreibungen vor allem in ländlichen Gegenden sehr beliebt und in der Tat wirksam ist, muß ich darauf hinweisen, daß manche Menschen auf die darin enthaltenen ätherischen Öle (wie auch auf andere ätherische Öle, etwa Terpentin-, Wacholder- oder Eukalyptus-Öl) mit allergischen Hautreizungen reagieren. Ich rate daher, vor der Anwendung dieses Öls die eigene Reaktion durch probeweises Auftragen und Einreiben einer kleinen Menge auf dem Unterarm zu testen.

Wichtig: Das aus den Blättern gewonnene ätherische Lorbeer-Öl wirkt in jedem Fall stark hautreizend. Es wird in der Volksmedizin unverdünnt nicht verwendet.

Lorbeer-Öl ist auch in der Tierheilkunde häufig das Mittel der Wahl. Geschwollene Kuheuter reibt man vorsichtig und ohne Anwendung von Druck ausdauernd damit ein; viele Eutersalben enthalten als Hauptbestandteil Lorbeer-Öl. Verstauchungen, die sich Pferde gelegentlich im Gelände zuziehen, behandelt man auch mit Einreibungen oder man legt einen Salbenverband mit Lorbeer-Öl an. Die Strahlenfäule, eine Hufkrankheit bei Pferden, wird mit diesem Öl ebenfalls erfolgreich behandelt.

Majoran

Majoran-Salbe

Hilft bei: Schnupfen und Blähungen der Säuglinge und Kleinkinder, Nervenschmerzen, Verrenkungen, Geschwüren.

Vielleicht, weil diese Heilpflanze früher in jeder Küche als Gewürz für fette Speisen wie Bratkartoffeln, Wurstwaren und fette Fleischeintöpfe benutzt wurde, vielleicht auch durch Zufall, weil nichts anderes zur Hand war und duftende Kräuter immer sehr beliebt waren – der Majoran wurde ein Hausmittel besonderer Art.
Man bereitete sich daraus eine *Salbe*, die man auch heute noch mit Erfolg verwendet bei hartnäckigem Säuglingsschnupfen, außerdem gegen Blähungen bei Brust- und Flaschenkindern.

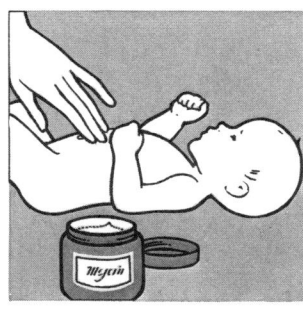

Auch gegen Nervenschmerzen Erwachsener, gegen Rheuma, bei Verrenkungen zur Schmerzlinderung und zum Aufziehen von Geschwüren ist sie nützlich. Der große Anteil an ätherischem Öl im Majoran ist der Garant für die Wirksamkeit.
Die Hausmittelvorschrift zur Selbstherstellung der Majoran-Salbe: 3 Teelöffel voll gepulverten Majoran (Apotheke) mit 1 Eßlöffel voll Weingeist übergießen. Die Mischung einige Stunden stehenlassen. Dann den Ansatz mit 2 Eßlöffeln voll frischer, ungesalzener Butter vermischen und etwa 5 Minuten im Wasserbad erhitzen, durch ein Mulltuch abseihen und abkühlen lassen. Danach ist die Salbe gebrauchsfertig.

Mit dieser Salbe reibt man verschnupften Säuglingen mehrmals täglich die Nase außen und innen leicht ein. Das ist besonders sinnvoll vor dem Schlafengehen, weil dann in der Nacht die Nasenatmung störungsfrei möglich ist.
Säuglingen und Kleinkindern, die häufig unter Blähungen leiden (→ Seite 29), reibt man zur Linderung ihrer Beschwerden mit Majoran-Salbe die Nabelgegend ein.
Zum Aufziehen von Geschwüren legt man einen *Verband mit Majoran-Salbe* an, der täglich gewechselt werden muß. Das führt zur Reifung des Geschwürs und lindert den Schmerz.
Auch bei Nervenschmerzen (vor allem im Gesicht) kann mit *Majoran-Salbe,* die im Schmerzbereich leicht *einmassiert* wird, Linderung erreicht werden.
Vor allen Dingen aber lindert die Salbe den Schmerz nach Prellungen, Zerrungen und Verstauchungen: ohne Druckanwendung leicht und schonend *einmassieren,* anschließend einen *Verband mit Majoran-Salbe* anlegen.

Myrrhe

Myrrhen-Tinktur, Mischung mit Ratanhia- oder Tormentill-Tinktur

Hilft bei: Entzündungen in Mund und Rachen, Zahnfleischentzündungen, Prothesen-Druckstellen.

Myrrhe ist ein Gummiharz, das durch Anritzen der Rinde des in Somalia und Südarabien heimischen dornigen Myrrhenstrauchs gewonnen wird. An den verletzten Stellen der Rinde tritt ein gelblicher Milchsaft aus, der an der Luft zu unregelmäßig geformten Körnern oder Klumpen erstarrt, dunkler wird und stark aromatisch duftet. Die Zusammensetzung dieses Gummiharzes, der Myrrhe, ist recht unterschiedlich. Ätherisches Öl und Pflanzenschleim sind die wirksamen Bestandteile.

In alter Zeit nahm man einfach ein Stückchen dieses Gummiharzes, etwa von der Größe einer Bohne, in den Mund und kaute darauf herum, um Entzündungen an den Schleimhäuten in Mund und Rachen zu kurieren oder sich vor Infektionen zu schützen.

Ätherische Öle besitzen antiseptische (keimtötende) Eigenschaften. In konzentrierter Form jedoch üben sie auf die Schleimhäute eine mehr oder weniger starke Reizwirkung aus. Deshalb kam diese Art der Anwendung bald »aus der Mode«, Myrrhe aber wird weiterverwendet; jetzt als Tinktur, die leichter zu dosieren und bequemer in der Anwendung ist. Sicher wurde **Myrrhen-Tinktur** früher auch selber angesetzt, doch seit sie in die Arzneibücher aufgenommen wurde, kauft man sie besser in der Apotheke, weil sie aus hochwertiger Myrrhe bereitet und einer selbst bereiteten Tinktur überlegen ist. Weit im Vordergrund steht die Verwendung der Myrrhen-Tinktur zum *Gurgeln, Pinseln* und *Massieren* bei den verschiedensten Entzündungserscheinungen am Zahnfleisch. Hier lassen sich schnell überzeugende Erfolge erzielen; selbst da, wo moderne Medikamente versagen. Ob das Zahnfleisch durch Bakterien (Parodontose) geschädigt wurde, ob es durch Druck einer Zahnprothese oder einer Zahnspange zur Entzündung gekommen ist, Myrrhen-Tinktur hilft in allen Fällen zuverlässig. Bewährt hat sich das *Einreiben* oder *Betupfen* der entzündeten Stellen: Man gibt etwa 5mal hintereinander jeweils 1 Tropfen Myrrhen-Tinktur auf den Zeigefinger und reibt damit das Zahnfleisch ein. Diese Behandlung sollte immer nach dem Essen – in akuten Fällen 3- bis 5mal am Tage – vorgenommen werden. An den stark adstringierenden (zusammenziehenden) Geschmack der Tinktur gewöhnt man sich bald, zumal man die wohltuende Wirkung sehr schnell verspürt.

Auch vorbeugend zum *Mundspülen* kann man diese Tinktur einsetzen. Man gibt etwa 10 bis 15 Tropfen Myrrhen-Tinktur in $\frac{1}{2}$ Glas lauwarmes Wasser und spült mit dieser Lösung jeden Morgen und jeden Abend den Mund. In Erkältungszeiten oder bei erhöhter Infektionsgefahr kann man damit auch gurgeln.

Mischungen mit anderen Heilpflanzen-Tinkturen

In vielen Hausapotheken findet man auch heute noch ein Fläschchen mit der Anmerkung »Zum Gurgeln und Mundspülen«. Auf dem Etikett ist vermerkt, daß es sich um eine Mischung aus Myrrhen-Tinktur und Ratanhia- oder Tormentill-Tinktur handelt – beide eine ideale Ergänzung der Myrrhen-Tinktur, deren desinfizierende und adstringierende Eigenschaften durch den hohen Gerbstoffgehalt der beiden anderen Tinkturen in der Wirkung gegen Mund- und Rachenentzündung unterstützt werden.

Das Rezept:

Myrrhen-Tinktur	20 g
Tormentill-Tinktur	30 g
oder	
Myrrhen-Tinktur	20 g
Ratanhia-Tinktur	30 g

Dosierung: Von diesen Mischungen gibt man je 20 Tropfen in 1 Glas lauwarmes Wasser und benutzt die Lösung zum Gurgeln und Mundspülen.

Rettich-Meerrettich-Zwiebel-Knoblauch

Rettich-Saft, Meerrettich-Milch, Rettich- und Meerrettich-Honig, Meerrettich-Auflage, Zwiebel- und Knoblauch-Saft

<u>Hilft bei:</u> Magen-, Galle- und Darmbeschwerden, Erkältungen, Husten, Asthma, Hautpilzerkrankungen, Parodontose, Kopfschmerzen, Rheuma, Zahnschmerzen.

Knoblauch habe ich zwar der Vollständigkeit halber mit aufgenommen, wir Mitteleuropäer aber müssen ihn wohl leider ausklammern, weil wir seinen penetranten Geruch den Nasen unserer Mitmenschen nicht zumuten können. Ich erwähne ihn jedoch immer dort, wo er besonders nützlich ist, und setze ihn dann in Klammern, wenn es dadurch zu einer besonderen Geruchsbelästigung kommt.

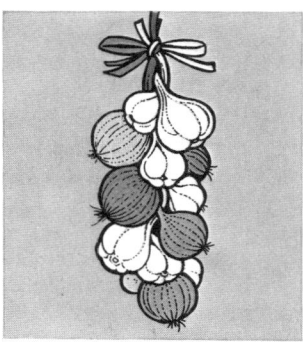

Rettich und Meerrettich

Die Anwendungsgebiete dieser beiden Heilpflanzen decken sich in vieler Hinsicht. Der *Rettich* (botanisch Raphanus sativus), auch Bierrettich genannt, ist eine Kulturform, die bereits in der Antike bekannt war. Schon beim Bau der Pyramiden im alten Ägypten gab man den Arbeitern Rettich und Knoblauch, um sie gesund zu erhalten. Vom Rettich gibt es mehrere Rassen, die sich in Form und Farbe voneinander unterscheiden. Die schwarze Art ist schärfer und medizinisch auch wohl wirksamer als die lange, weiße Art.

Der *Meerrettich* (botanisch Amoracia rusticana), auch unter dem Namen Kren bekannt, ist in Südeuropa beheimatet, wird aber fast überall in Kulturen gezogen.

Als Hausmittel ist zunächst der *Rettichsaft* zu nennen, den man als Galle- und Lebermittel nutzt. Verdauungsstörungen (auch verbunden mit Blähungen und Stuhlverstopfung), die ihre Ursache in mangelhaftem Gallefluß haben, behandelt man mit einer *Rettichsaft-Kur,* die etwa 14 Tage lang durchgeführt werden muß. Auch entzündete Gallenwege sprechen auf diese Kur gut an. Man trinkt täglich vor den Mahlzeiten jeweils 1 Glas mit etwa 50 bis 100 Gramm Rettich-Saft.

So kann man sich <u>Rettich-Saft</u> selbst bereiten: Geschnittenen Rettich in einen Haushaltsentsafter geben und den Saft in einem Meßglas auffangen, bis man die benötigte Menge zur Verfügung hat.

Zubereitung und Anwendung von <u>Meerrettich</u> für den gleichen Zweck sind etwas anders: Man reibt auf einer scharfen Raspel etwa ¹/₂ Teelöffel voll Meerrettich und rührt ihn unter 1 Glas lauwarme Milch. Die Meerrettich-Milch muß sofort nach der Zubereitung getrunken werden.

Rettich und Meerrettich sind außerdem sehr beliebte und wirksame Hausmittel gegen Husten, Asthma und fieberhafte Erkältungen. Es gibt sehr viele Möglichkeiten der Anwendung, von denen hier nur **vier Rezepte für <u>Rettich-Honig</u> und <u>Meerrettich-Honig</u>** beschrieben werden:

Rezept 1: Man raspelt 3 Eßlöffel voll Rettich oder 1 Teelöffel voll Meerrettich und vermengt die Raspel mit jeweils 3 Teelöffeln Honig. Von diesem Gemenge nimmt man 3- bis 5mal täglich jeweils 1 Teelöffel voll ein. Das löst den Schleim und verbessert das Durchatmen. Soll auch bei Asthma wirksam sein.

Rezept 2: Man höhlt einen dicken Rettich aus, füllt Honig hinein und stellt ihn an einen warmen Ort. Nach einigen Stunden ißt man Inhalt und Rettichhülle. Das schmeckt recht angenehm und wirkt vorzüglich bei Husten der Kinder.

Rezept 3: Man raspelt einen ganzen Rettich auf einer Glasreibe, gibt die Raspel zusammen mit dem beim Raspeln ausgetretenen Rettichwasser in eine Tasse, fügt etwa 3 bis 4 Eßlöffel Honig hinzu und stellt den Ansatz einige Stunden beiseite. Nach dem Abpressen durch ein Leinentuch erhält man einen »Rettich-Honig«, von dem man mehrmals täglich 1 bis 2 Teelöffel voll einnimmt. Dieser Rettich-Honig ist vornehmlich für Kinder gedacht.

Rezept 4: 1 Eßlöffel voll geraspelten Meerrettich mit 5 Eßlöffeln Honig vermischen. Ohne diesen Ansatz abzupressen, noch 1 Eßlöffel voll klein gehackte Zwiebeln darunterrühren, 5 Eßlöffel Wasser hinzugeben und bis zum Sieden erhitzen. Nach dem Abkühlen ist dieser Meerrettich-Zwiebel-Honig gebrauchsfertig. 5mal täglich 1 Teelöffel voll davon einnehmen.

Ein Hausmittel aus Meerrettich, die **Meerrettich-Auflage,** gegen Kopfschmerzen, Zahnschmerzen und Rheuma ist noch erwähnenswert, obgleich ich hier um vorsichtiges Ausprobieren bitten muß; die Schärfe des geriebenen Meerrettichs verträgt nicht jeder.

So wird's gemacht: Etwa ½ Stange Meerrettich auf einer scharfen Reibe zerkleinern, die Raspel mit wenig Wasser (2 bis 3 Teelöffel) versetzen und messerrückendick auf einem Leinentuch verteilen, das auf die schmerzenden Stellen gelegt und mit einem Wolltuch umwickelt wird. Bei Kopfschmerzen kommt diese Meerrettich-Auflage auf den Nacken, bei Zahnschmerzen auf die Wange. Nach 5 bis längstens 10 Minuten ist sie wieder zu entfernen. Sehr empfindliche Haut sollte vorher mit ungesalzener Butter oder Schweinefett eingerieben werden.

Zwiebel und Knoblauch
Zwiebeln und Knoblauch sind gesund, daran zweifelt niemand. Da beide anregend und auch desinfizierend auf den Darm wirken, helfen sie bei Darmstörungen und Durchfällen mit Gärungserscheinungen: Man ißt sie kleingehackt, *Zwiebel* löffelweise, *Knoblauch* messerspitzenweise. Hauptanwendungsgebiete – vor allem der Zwiebeln – aber sind Husten und Bronchitis. Die Zahl der Hausmittel mit Zwiebeln oder Knoblauch ist schier unübersehbar. Hier eine <u>**Zubereitung gegen Husten,**</u> die ich als Kind von meiner Großmutter immer wieder bekam und die meinen Husten oft sogar über Nacht zum Verschwinden brachte.

Das Rezept: 1 Zwiebel (oder 2 Knoblauchzehen) fein zerhacken und mit 3 Eßlöffeln Zucker (vielerorts wird auch Kandiszucker oder Honig in gleicher Menge empfohlen) vermischen, ⅛ Liter Wasser zugeben, das Gemisch auf kleiner Flamme etwa 10 Minuten lang kochen. Den Ansatz einige Stunden stehen lassen und dann gründlich auspressen. Von diesem Saft werden mehrmals täglich 1 bis 2 Teelöffel voll eingenommen.

Dieses Rezept ist vielfach abgewandelt worden, für Asthmatiker durch Zugabe von 1 Teelöffel Meerrettich, gegen chronische Bronchitis durch Beigabe von 1 Teelöffel getrocknetem Thymianpulver und gegen den sogenannten Altershusten durch Zugabe von 1 Teelöffel getrockneter, gepulverter Schlüsselblumenwurzel zum Zwiebelansatz.

Zwiebeln (besonders jedoch Knoblauch) werden auch gegen Parodontose, die Erkrankung des Zahnfleisches und des Zahnhalteapparates, <u>**zum Einreiben**</u> gebraucht: Wenn man das Zahnfleisch täglich 1- bis 2mal mit zerdrückten frischen Zwiebeln (besser noch mit zerdrückten frischen Knoblauchzehen) einreibt, werden bereits wackelnde Zähne wieder fest. Auch das entzündete Zahnfleisch heilt schnell ab. Die Heilwirkung des Knoblauchs bei Erkrankungen des Zahnfleisches wurde kürzlich in einer Abhandlung aus Rußland bestätigt.

Von dort wird auch berichtet, daß man mit *Knoblauch-Saft* oder zerdrückten *Knoblauchzehen* – mehrmals täglich eingerieben – den so lästigen Fußpilz erfolgreich behandeln kann.

Alle hier geschilderten Heilwirkungen von Rettich und Meerrettich, Zwiebeln und Knoblauch als Hausmittel lassen sich durch die Wirkung der Inhaltsstoffe durchaus erklären. Die ätherischen Öle und die in all diesen Heilpflanzen entdeckten antibiotisch wirkenden Stoffe oder bakteriostatischen, also das Wachstum von Bakterien hemmenden Substanzen rechtfertigen die geschilderten Anwendungen.

Rizinus

Rizinus-Öl, Mischung mit Latschenkiefer-, Terpentin- und Pfefferminz-Öl

<u>Hilft bei:</u> Akuter Stuhlverstopfung, Warzen, Leberflecken, Hautreizungen, Entzündungen, Hämorrhoiden, Erkältungskrankheiten.

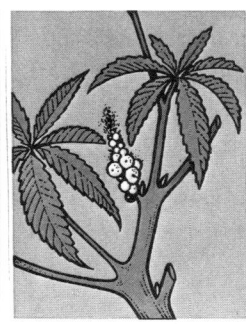
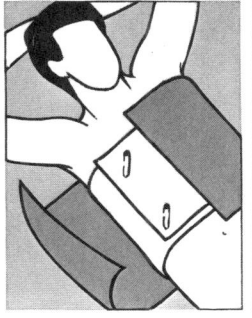

Rizinus-Öl ist das fette, durch kalte Pressung aus den Samen der Rizinuspflanze (Ricinus communis L.) gewonnene Öl, das durch Wasserdampfbehandlung selbst von kleinsten Resten des giftigen Ricins befreit wurde. Es ist schwach gelblich, dickflüssig und stark viskös (fadenziehend).

Rizinus-Öl als Abführmittel

Wenn von Rizinus-Öl als Hausmittel die Rede ist, so denkt man zuerst an seine Verwendung als Abführmittel. In der Tat, mit 1 bis 2 Eßlöffeln Rizinus-Öl (15 bis 30 Gramm) kann akute Stuhlverstopfung innerhalb von 2 bis 4 Stunden schadlos behandelt werden. Es ist sehr bedauerlich, daß dieses probate Hausmittel einen so schlechten Ruf hat – viele Menschen ekeln sich nämlich davor, ein dickflüssiges Öl mit eigentümlichem Geschmack einzunehmen –, denn seine Wirkung ist zuverlässig und doch milde. Viele Ärzte halten es bei akuter Stuhlverstopfung auch heute noch für das Mittel der Wahl, und im Europäischen Arzneibuch ist Rizinus-Öl ebenfalls aufgeführt.

Mein Tip: Sie können sich die Einnahme dadurch etwas erleichtern, daß Sie auf den Einnahmelöffel über das Rizinus-Öl etwas Bohnenkaffee schichten und nach dem Einnehmen sofort ein Stückchen Brot kauen.

Im Dünndarm erst wird das Öl durch Lipasen weitgehend gespalten, die frei werdende Rizinolsäure regt über weitere Reaktionen die Peristaltik (Darmbewegung) an, wodurch es nach etwa 2 bis 4 Stunden zur Stuhlentleerung kommt. Das nicht aufgespaltene Öl dient als Gleitmittel. Bei chronischer Stuhlträgheit ist Rizinus-Öl allerdings ebensowenig anzuraten wie alle anderen Abführmittel. Hier sorgen am besten Leinsamen und Weizenkleie (→ Seite 59) für eine Normalisierung.

Rizinus-Öl gegen Warzen und Leberflecken

Es erscheint zwar etwas eigenartig, doch in der Volksmedizin hält sich hartnäckig die

Anwendung von Rizinus-Öl bei Warzen und Leberflecken. Wer seine Warzen, die großen an den Händen oder die kleineren im Gesicht, regelmäßig mehrmals täglich mit jeweils einigen Tropfen Rizinus-Öl einreibt, hat Aussicht, daß sie kleiner werden und schließlich vollständig und für immer verschwinden. Auch bei Leberflecken und Muttermalen habe ich Erfolge durch diese *Einreibungen* beobachten können.

Rizinus-Öl gegen Hautreizungen und Entzündungen

Es gibt viele Menschen, die ständig entzündete Augen und Lidrandentzündungen haben mit Jucken, Brennen und Anschwellen der Lider. Hier hilft das *Einreiben* mit 1 bis 2 Tropfen Rizinus-Öl bei geschlossenen Lidern jeweils vor dem Schlafengehen. Auch kleine, warzenartige Auswüchse am Lidrand verschwinden nach einigen Wochen dauerhaft. Daß die Wimpern durch diese Kur auch gekräftigt, lang und seidig werden, sei nur am Rande erwähnt. Auch Entzündungen der Haut, entstanden durch Schwitzen oder Scheuern, heilen sehr schnell, wenn man die kranken Stellen mit wenig Rizinus-Öl einreibt. Das gilt ganz besonders für entzündete, brennende Fußsohlen nach langen Märschen, nach langem Stehen oder hervorgerufen durch das Tragen neuer Schuhe; auch entzündete äußere Hämorrhoiden schwellen schnell ab, wenn sie mit Rizinus-Öl eingerieben und ganz leicht massiert werden.

Rizinus-Öl gegen Erkältungen

In der Volksmedizin sind die verschiedensten Öle als *Einreibemittel* gegen Erkältungskrankheiten, vor allem gegen hartnäckigen Husten, in Gebrauch. Schweinefett, sogar Hundefett und Murmeltierfett werden gebraucht, doch über die Wirkung läßt sich streiten. Rizinus-Öl hingegen nimmt hier eine Sonderstellung ein, denn es hilft oft bei festsitzendem Husten. Hierfür habe ich eine *Mischung aus Rizinus-, Latschenkiefern-, Terpentin- und Pfefferminz-Öl* ausprobiert

und bei Kindern überraschende Erfolge gesehen. Von dieser Mischung reibt man auf Brust und Rücken jeweils 5 bis 10 Tropfen ein und bedeckt die Stellen mit einem wollenen Tuch. Das Durchatmen wird erleichtert, und der trockene Husten »löst« sich. Bei Schnupfen kann man mit dieser Mischung auch den Nasenrücken einreiben. Wieweit das Rizinus-Öl aktiv an der Heilwirkung beteiligt ist, vermag ich nicht zu sagen, möglicherweise erleichtert es nur das Eindringen der desinfizierenden ätherischen Öle in die Haut.

So wird die <u>Einreibung</u> **bereitet:** 20 Gramm Rizinus-Öl in eine Arzneiflasche von 100 Gramm Fassungsvermögen geben, die Flasche mit dem Öl etwa 10 Minuten in ein siedendes Wasserbad stellen. Jeweils 20 Gramm Latschenkiefern-, Terpentin- und Pfefferminz-Öl hinzugeben, kräftig durchschütteln und wieder erkalten lassen. Vor jeder Anwendung gut durchschütteln. (Alle Zutaten bekommen Sie in der Apotheke.)

Salze

Bittersalz, Glaubersalz, Karlsbader Salz, Emser Salz, Kochsalz

<u>Hilft bei:</u> Stuhlträgheit, Stoffwechselstörungen, Heiserkeit, Abstillschwierigkeiten und als Brechmittel bei Vergiftungen.

Zu den immer wieder angewendeten Hausmitteln gehören auch einige Mineralsalze. Ihre Beliebtheit ist zwar unterschiedlich groß, ihre Nützlichkeit jedoch unbestritten.

Glaubersalz – Bittersalz – Karlsbader Salz
Diese Salze werden bei Stoffwechselstörungen (Stuhlverstopfung) und Verdauungsstörungen eingesetzt. Das *Glaubersalz*, wenn es darum geht, den Darm schnell und gründlich zu entleeren. Das ist besonders wichtig, wenn eine Vergiftung vorliegt und die Giftstoffe, bevor sie resorbiert (in den Blutkreis-

lauf aufgenommen) sind, ausgeschieden werden sollen.

Die Anwendung von <u>Glaubersalz</u>: Für Kinder löst man etwa 10 bis 15 Gramm Glaubersalz (Na_2SO_4) in einem Glas Wasser auf und läßt sie diese Salzlösung trinken. Erwachsenen hingegen verabreicht man – ebenfalls in Wasser gelöst – 20 bis 30 Gramm. Nach kurzer Zeit wird der Darm entleert.

Bittersalz ($MgSO_4$) hat eine ähnliche Wirkung, wird jedoch meist für Tiere gebraucht (→ auch Seite 47 und 54).

Das *Karlsbader Salz*, das Salz der Karlsbader Quellen, wird durch Eindampfen des Quellwassers gewonnen. Man kann es auch künstlich bereiten, indem man die Salze, die in der Karlsbader Quelle enthalten sind, im natürlichen Verhältnis miteinander mischt. Bei Stuhlträgheit oder zur »Blutreinigung« nimmt man es messerspitzenweise ein oder bereitet sich eine <u>Lösung</u> – $^1\!/_2$ bis 1 Teelöffel auf 1 Glas Wasser – und trinkt sie auf nüchternen Magen. Mütter, die ihr Baby lange genug gestillt haben oder aus anderen Gründen »abstillen« möchten, können versuchen, den Milchfluß durch die beschriebene Lösung mit Karlsbader Salz zu stoppen. Es hat sich gezeigt, daß ein kurzfristig provozierter (selbst gewollter) Durchfall den Milchfluß versiegen läßt.

Emser Salz

Durch das Quellsalz der Heilquellen in Bad Ems können Husten und Heiserkeit, vor allem aber chronische Katarrhe der oberen Luftwege, günstig beeinflußt werden. Wegen seines Bikarbonatgehalts kann dieses Salz erfolgreich auch gegen Magenübersäuerung eingenommen werden.

Die Anwendungen von <u>Emser Salz</u> als Hausmittel sind überaus vielfältig: Zum Gurgeln und Nasenspülen löst man 1 gestrichenen Teelöffel voll Emser Salz in $^1\!/_4$ Liter lauwarmem Wasser auf und gurgelt möglichst häufig damit. – Bei Schnupfen gibt man von dieser Lösung etwas in die hohle Hand und schnieft es durch die Nase auf. –

Die Lösung, mit Honig versetzt und getrunken, lindert den Husten und verflüssigt den Schleim.

Sehr wirksam ist auch eine Husten-»Arznei« aus *Emser Salz mit Honig und Zwiebeln:* 1 kleine geschnittene Zwiebel mit etwa 100 Gramm Bienenhonig durchkochen und nach dem Erkalten 3 Teelöffel voll Emser Salz einrühren. Von dem »Brei« wird 3mal täglich 1 Teelöffel eingenommen.

Auch zum *Inhalieren,* am besten mit Hilfe eines Zerstäubungsapparates, verwendet man Emser Salz; dazu wird 1 Teelöffel voll Emser Salz in $^1\!/_4$ Liter Wasser (37° C) aufgelöst.

Seltener angewandt, aber sehr wirksam, sind *Augenbäder* mit Emser Salz, die müde Augen erfrischen: 1 Teelöffel voll Emser Salz in $^1\!/_2$ Liter abgekochtem, lauwarmem Wasser auflösen und mit Hilfe einer Augenbadewanne die Augen vor dem Schlafengehen spülen.

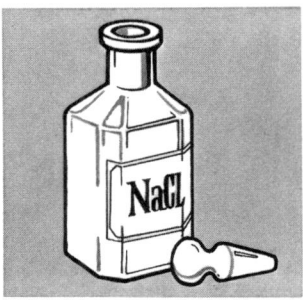

Kochsalz (NaCl)

Dieses Salz, das wir auch in der Küche verwenden, wird zum Gurgeln und Mundspülen gebraucht und als Zahnsalz zum Zähneputzen.

Erwachsenen, Jugendlichen und größeren Kindern dient Kochsalz als Brechmittel bei Vergiftungen.

Ich weise hier deutlich darauf hin, daß Kinderärzte davor warnen, Kleinkindern oder gar Säuglingen eine Salzlösung als Brechmittel zu verabfolgen; sie vertragen diese Anwendung nicht!

i größeren Kindern und Jugendlichen so-
wie bei Erwachsenen jedoch ist eine **Koch-salzlösung** ein sicher wirkendes Brechmittel, das dazu dient, Giftstoffe aus dem Magen schnell zu entfernen.
So wird's gemacht: 1 bis 2 Eßlöffel voll Kochsalz in ¼ Liter lauwarmem Wasser auflösen und diese Lösung trinken. Wenn man zusätzlich den Schlund mit dem Finger oder einem Löffelstiel reizt, erfolgt das Erbrechen nach wenigen Minuten.

Schwitzkur

<u>Hilft bei:</u> Erkältungskrankheiten im weitesten Sinne durch Stärkung der Abwehrkräfte.

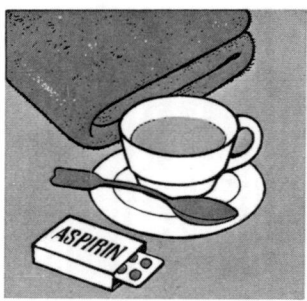

Bei Erkältungen, vor allen Dingen bei den sogenannten grippalen Infekten und der Bronchitis, war es früher üblich, eine Schwitzkur durchzuführen. Auf diese Weise konnte so manche Krankheit schon im Keime erstickt werden. Dann aber begann man, sich um den Wert oder Unwert dieser Methode zu streiten, und es wurde immer wieder darauf hingewiesen, wie anstrengend und für den Kreislauf belastend eine Schwitzkur doch sei. Mir scheint, vielen Menschen war sie nur zu umständlich und zu zeitraubend, manchem erschien es sicher einfacher, mit Antibiotika zu therapieren als mit dieser bewährten Hausmittel-Methode. Heute weiß man, daß eine Infektionskrank-

heit, die aus eigener Kraft überwunden wird, letztlich den Organismus stärkt und die Abwehrkräfte mobilisiert. Dafür ist die Schwitzkur in ganz besonderer Weise geeignet. Kreislauflabile Patienten allerdings sollten sicherheitshalber ihren Arzt fragen, ob sie diese Kur durchführen dürfen.

So wird die <u>Schwitzkur</u> gemacht: Man nimmt zunächst eine Aspirintablette ein und trinkt unmittelbar danach eine große Tasse heißen Lindenblüten- oder Holunderblüten-Tee (Rezept → Seite 53). Anschließend folgt ein Vollbad, anfangs bei einer Temperatur von 37° C, die durch Hinzufügen von heißem Wasser schnell auf 40° erhöht wird. Die Badedauer bei 40° soll etwa 3 Minuten betragen. Danach läßt man das Wasser vom Körper abtropfen, wickelt sich fest in ein großes, angewärmtes Laken und legt sich, gut eingepackt in eine Wolldecke, unter eine warme Zudecke ins Bett. Nach kurzer Zeit beginnt der Schweißausbruch. Es ist ratsam, den Wecker zu stellen, wenn sich auf der Stirn die ersten Schweißtropfen zeigen, denn länger als ½ Stunde soll man nicht schwitzen. In dieser Zeit werden mit dem Schweiß große Mengen Schlackenstoffe durch die Haut ausgespült. Nach dem Schwitzen gründlich abtrocknen. Wer es verträgt, kann auch eine warme Dusche nehmen. Danach ist in frischer, vorgewärmter Wäsche mindestens 1 Stunde Bettruhe notwendig. Während des Schwitzens sollte der Patient gut beobachtet werden, damit die Kur abgebrochen werden kann, sobald sich starke Kreislaufbeschwerden bemerkbar machen; die Anzeichen dafür sind blaue Lippen oder ein blasses Gesicht. Mit einer Tasse Bohnenkaffee bringt man den Kreislauf wieder ins Lot. Alkohol jedoch ist verboten!

Eine Schwitzkur darf nicht jeden Tag durchgeführt werden. Das verträgt der stabilste Kreislauf nicht, doch zu Beginn einer Erkrankung und – wenn sie länger gedauert hat – auch als abschließende »Reinigung« ist sie nach wie vor von großem Nutzen.

Spiritus-»Geist«

Franzbranntwein – Fluid – Kampfergeist, Senf-, Lavendel-, Wacholder- und Ameisenspiritus

Hilft bei: Schmerzen an Muskeln und Sehnen nach Verstauchungen, Verrenkungen, Zerrungen; Ischias, Rheuma, Hexenschuß, Durchblutungsstörungen, müden Beinen, auch bei Kopfweh und der Massage.

Ursprünglich wurde ein echter Weinbrand mit einem Mindestgehalt von 32% Alkohol als »Franzbranntwein« bezeichnet. Da er von minderer Qualität war, wurde er vornehmlich zum Einreiben bei verschiedenartigen Schmerzen (Muskelschmerzen, Neuralgien, Kopfschmerzen, Rheuma und Gicht), zum Massieren verspannter Muskeln und für Umschläge bei Prellungen, Zerrungen, Verstauchungen oder Knochenbrüchen gebraucht. Gelegentlich diente er auch als billiges Schnäpschen nach zu fettem Essen oder bei verdorbenem Magen. Das sind auch heute noch die Hauptindikationen des Hausmittels Franzbranntwein.

Seit langer Zeit aber ist der Franzbranntwein in der Regel kein einfacher Branntwein mehr; man hat ihn vielmehr laufend verändert, durch Hinzufügen aromatischer Tinkturen, ätherischer Öle (Fichtennadel-Franzbranntwein), von Menthol und anderen Essenzen. Vielfach stellt man ihn auch mit dem billigeren, jedoch ungenießbaren Isopropylalkohol her. Dann dient er nur der äußerlichen Anwendung. All diese Zubereitungen, die unter der Sammelbezeichnung »Franzbranntwein« gehandelt werden, sind als Hausmittel nach wie vor sehr beliebt. Man verwendet sie als erfrischende *Einreibung* für müde und überanstrengte Beine, als kühlenden *Umschlag* bei stumpfen Verletzungen, zur Erfrischung der Kopfhaut, gegen lästiges Hautjucken, auch Afterjucken – um nur einige Indikationen zu nennen.

Fluid, eine Variante des Franzbranntweins von sehr unterschiedlicher Zusammensetzung, wird vor allem in der Tierheilkunde verwendet. Kampfer, Terpentin-Öl, Latschenkiefern-Öl, Senfspiritus, Ameisengeist und Ammoniaklösung sind häufige Bestandteile eines Fluids. Obwohl für Tiere bestimmt, versucht man auf dem Lande gelegentlich ein Fluid bei Rheuma und Hexenschuß am Menschen, als »Roß- oder Radikalkur«, wie man diese Anwendung nennt. Warum auch nicht, wenn es vertragen wird und Linderung der Schmerzen bringt.

Kampfergeist (Kampferspiritus), *Senfspiritus, Lavendelspiritus, Wacholderspiritus, Ameisenspiritus,* alle noch in der 6. Ausgabe (1926) des Deutschen Arzneibuches enthalten, dienen als durchblutungsfördernde und schmerzlindernde *Einreibungen.* Man bekommt sie (bestimmt noch auf dem Lande) in Apotheken. Die Rezepte für Fluid oder spezielle Einreibungen für Tiere entstammen den sogenannten »Manualen«, handgeschriebenen Aufzeichnungen aus Apotheken, die dort von Generation zu Generation weitergegeben wurden und deren Übergabe beim Verkauf einer Apotheke früher ein wichtiger Vertragsbestandteil war.

Kaltes Wasser

Auflagen, Arm- und Fußbäder, Wickel, Dusche

Hilft bei: Verbrennungen, Blutergüssen, Fieber, Erschöpfung, niedrigem Blutdruck, Nasenbluten, Schlaflosigkeit und dient der Erfrischung und Abhärtung.

Nur kaltes Wasser? Viele Menschen wollen es nicht glauben, daß kaltes oder zimmerwarmes Wasser bei vielen Beschwerden hilfreich sein kann, hilfreicher als manch teures Medikament. Und doch ist es so; als Hausmittel spielt Wasser eine sehr große Rolle.

Da Wasserkuren nach Kneipp nicht als »Hausmittel« anzusehen sind, sondern eine nur unter ärztlicher Kontrolle sinnvolle Spezialtherapie darstellen, ist hier nicht von der Kneipptherapie die Rede, darüber können Sie sich in der Spezialliteratur informieren. Hier wird mitgeteilt, auf welche Weise kaltes Wasser schnell und sicher hilft, um Schmerzen zu lindern, Blutungen zu stillen oder den Verlauf von Krankheiten günstig zu beeinflussen, um Fieber zu senken, sich zu erfrischen oder abzuhärten.

Kaltes Wasser bei Verbrennungen

Wie oft passiert es, daß man sich verbrennt oder verbrüht. Mal an der heißen Herdplatte, mal am Bügeleisen oder an einer Kerze, mal mit Fettspritzern aus der Bratpfanne oder mit heißen Dämpfen aus dem Kochtopf. Und wir alle wissen, daß selbst kleine Verbrennungen sehr schmerzhaft sind. Die *Erste Hilfe* bringt eiskaltes Wasser: Man taucht die verbrannten Stellen in *kaltes Wasser,* hält sie unter fließendes Wasser oder bedeckt offene Brandwunden mit keimfreiem Mull, auf den man *Eiswürfel* legt. Nach ungefähr 20 Minuten sind Sie schmerzfrei. Wenn Sie mit der Kaltwasserbehandlung sofort nach dem Verbrennen beginnen, können Sie meistens sogar die Ausbildung von Brandblasen verhindern. Bei schweren Verbrennungen, Verkohlungen oder großflächigen Brandwunden ist natürlich ärztliche Hilfe nötig.

Kaltes Wasser bei Blutergüssen

Bei Sport und Spiel, auf Wanderungen oder bei der Arbeit zieht man sich häufig kleine oder größere Blutergüsse zu. Auch die Beule am Kopf, die entsteht, nachdem man sich gestoßen hat, ist ein Bluterguß. Schmerzen und Schwellungen können Sie weitgehend verhindern, wenn Sie sofort *Umschläge* mit kaltem Wasser machen. Das ist überall möglich. Halten Sie die verletzte Stelle in oder unter kaltes Wasser oder legen Sie ein angefeuchtetes Taschentuch darauf. Da es sich um geschlossene Verletzungen handelt, können Sie auch ein gebrauchtes Taschentuch verwenden, denn Eile tut not. Mehrmaliges Nachfeuchten ist natürlich nötig.

Nicht nur bei Verbrennungen und Blutergüssen, sondern auch bei Zerrungen oder Verrenkungen sind Umschläge mit kaltem Wasser als *Erste Hilfe* nützlich.

Kalte Arm- und Fußbäder zur Erfrischung und Abhärtung, bei Schlaf- und Verdauungsstörungen

Das *kalte Armbad* bringt augenblicklich Erfrischung; nicht nur an heißen Tagen, sondern immer dann, wenn man sich matt fühlt. Es macht einen klaren Kopf und regt an, weil es den Blutdruckabfall »auffängt«.

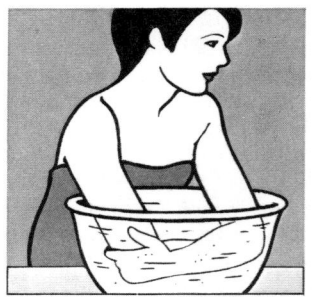

Nichts ist einfacher als die Anwendung: Eine Wasserleitung gibt es überall; man läßt über Hände und Unterarme wenige Minuten lang kaltes Wasser laufen und rubbelt anschließend die Haut mit einem rauhen Handtuch trocken. Oft genügt es schon, nur Puls und Schläfen mit einem mit kaltem Wasser angefeuchteten Taschentuch kurz zu betupfen. Selbst nervöses Herzklopfen oder leichte Kopfschmerzen verschwinden dadurch schnell.

Noch besser wirkt das *kalte Fußbad.* Dafür benötigen Sie eine hohe Fußbadewanne, denn das kalte Wasser soll nicht nur den Fuß, sondern auch – mindestens zur Hälfte – den Unterschenkel umspülen. Bei einem kalten Fußbad müssen die Füße ständig bewegt werden. Nach wenigen Minuten fühlen Sie sich erfrischt und munter.

Wassertreten, Tautreten und kurzes Umhergehen im Schnee oder auf kalten Steinen wirken ähnlich erfrischend. Wenn Sie danach die Füße mit einem rauhen Tuch warmrubbeln, werden Sie sich bestimmt nicht erkälten.

Diese Kaltwasseranwendungen sind auch nützlich für Menschen, die unter Schlafstörungen leiden, für Kinder und Erwachsene, die ohne ausreichende Widerstandskraft gegen Erkältungen sind. Bei regelmäßiger Anwendung sind sie nämlich eine bewährte Abhärtungsmethode. Alle Kaltwasseranwendungen dürfen nicht länger als 1 bis 3 Minuten dauern. Wer an behandlungsbedürftigen Herzkrankheiten leidet, darf ohne Zustimmung seines Arztes diese Methoden nicht anwenden.

Mein Tip: Wenn Sie unter chronischer Stuhlverstopfung leiden, sollten Sie allabendlich kalte Fußbäder durchführen: Vielleicht bessert sich dadurch auch bei Ihnen dieses Leiden.

Kaltes Wasser bei Nasenbluten

Es passiert besonders bei Kindern sehr häufig, daß durch einen Stoß oder Schlag gegen die Nase beim Spielen oder beim Sport kleine Äderchen in der Nase platzen, was oft sehr heftiges Nasenbluten hervorruft. Das Blut tropft aus der Nase, und wer das zum ersten Mal erlebt, ist arg erschrocken, obgleich die Sache gefährlicher aussieht, als sie ist. Legt man dem Betroffenen, der weder sprechen noch sich schneuzen darf, ein *feuchtkaltes Tuch* auf Stirn, Nase und Nak-

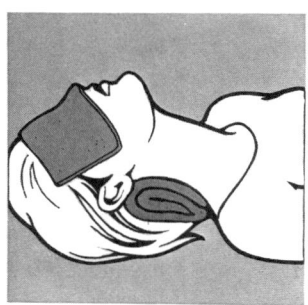

ken, dann kommt die Blutung in wenigen Minuten zum Stehen. Erst wenn das nach längerer Zeit (etwa nach einer halben Stunde) nicht der Fall ist, wird ärztliche Hilfe nötig. Wer allerdings sehr häufig Nasenbluten bekommt, muß die Ursache durch den Arzt klären lassen.

Auch das Zusammendrücken der Nasenflügel mit Daumen und Zeigefinger bringt die Blutung nach einigen Minuten der Ruhe oft zum Stillstand. Blutstillende Watte in das blutende Nasenloch zu stecken, kann ich nicht empfehlen. Beim späteren Herausziehen reißt man die kleinen Blutgefäße wieder auf, und es blutet erneut.

Kalte Wasserwickel bei Fieber

Fieber soll auch nach Meinung der Ärzte nicht sofort mit starken fiebersenkenden Mitteln wie Tabletten oder Zäpfchen be-

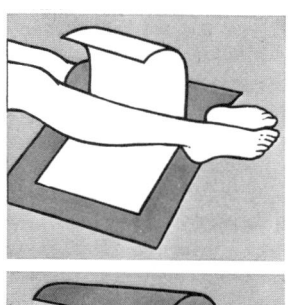

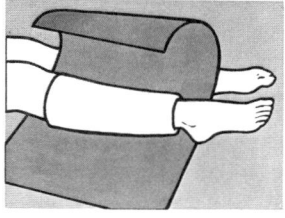

kämpft werden, weil es dem Körper hilft, die Krankheitserreger zu bekämpfen. Fieber ist eine natürliche Abwehrreaktion des Körpers. Wenn es jedoch über 39° C ansteigt, sollte man etwas zur Fiebersenkung tun, weil hohes Fieber den Kreislauf sehr belastet. Um das Fieber in Grenzen zu halten, bewährt sich das alte Hausmittel *kalter Wadenwickel* immer wieder.

So wird der <u>Wadenwickel</u> gemacht: Zwei grobe Leinentücher werden in kaltes (zimmerwarmes) Wasser getaucht, zusammengelegt und um beide Waden oder beide Unterschenkel vom Knie zum Knöchel gewickelt. Das feuchte Tuch muß jeweils faltenfrei anliegen, darüber kommen ein trockenes Baumwolltuch und ein Wolltuch. Der Wickel bleibt etwa 20 bis höchstens 30 Minuten liegen, dann wird er abgenommen. Nach einer halben Stunde kann er erneuert werden. Wadenwickel können in dieser Form so lange gemacht werden, bis die Temperatur sich normalisiert hat. Bleibt ein kalter Wickel länger als 40 Minuten liegen, dann wird nicht eine Fiebersenkung erreicht, sondern das Gegenteil, nämlich ein Temperaturanstieg durch Wärmerückstau.

Die kalte Dusche
Nichts regt die Durchblutung mehr an, nichts beschleunigt die Hautatmung besser und nichts dient der allgemeinen Abhärtung und Anregung der körpereigenen Abwehrkräfte mehr als der Reiz einer kalten Dusche. Wer viel sitzen muß, nur wenig Bewegung hat und sich deshalb oft schlapp und »unlustig« fühlt, wer dauernd unter kalten Füßen und kalten Händen leidet, wer bei jeder Gelegenheit eine Erkältung bekommt, der sollte morgens erst warm, dann heiß und abschließend kalt duschen. Das bedeutet nicht, daß er minutenlang unter der kalten Brause bibbern muß; ganz im Gegenteil: »kurz und kalt« lautet die Devise, denn der Körper soll lernen, sich rasch umzustellen, so wird das Gefäßsystem intensiv trainiert. Nur anfangs empfindet man das kalte Duschen als unangenehm, man gewöhnt sich schnell daran, und nach gründlichem Abrubbeln fühlt man sich den ganzen Tag hindurch pudelwohl und wohlig warm. Sie sollten dieses Gefäßtraining zu einem festen Bestandteil Ihrer Morgentoilette machen!

Warmes Wasser

Fußbad, Vollbad, Vollbäder mit Heilpflanzenzusätzen

<u>Hilft bei:</u> Erkältung, kolikartigen Schmerzen und dient der Beruhigung.

Als Hausmittel wird warmes oder heißes Wasser nur als **heißes Fußbad** häufiger angewendet; es gilt als das beste Erwärmungsmittel zur Vorbeugung gegen Erkältungskrankheiten. Wer durchgefroren nach Hause kommt, nimmt ein heißes Fußbad, um einen Schnupfen zu verhindern. Wer kalte oder nasse Füße hat, badet sie warm.

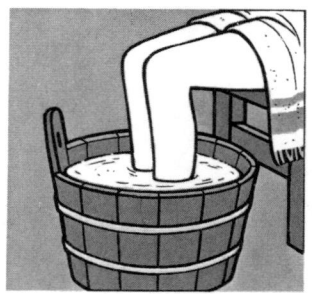

Daneben kennt man in der Volksmedizin auch das warme oder **heiße Vollbad,** besonders zur Einleitung einer Schwitzkur (→ Seite 40).
Und schließlich spielt heißes Wasser als Vollbad bei der Behandlung von kolikartigen Schmerzen eine wichtige Rolle. Die Temperatur des Vollbades sollte etwa bei 40° C liegen, die Dauer 10 bis 15 Minuten nicht übersteigen. Der Grund dafür, warum heiße Bäder als Hausmittel wenig angewendet werden, ist wohl in der Tatsache zu suchen, daß sie den Kreislauf sehr stark belasten. Auch ich rate Ihnen, sicherheitshalber vorher den Arzt zu befragen.

Anders ist es mit den vielen belebenden stärkenden oder beruhigenden **Bädern mit pflanzlichen Zusätzen,** auch den sogenannten Rheumabädern, die alle bei Temperaturen von 35 bis 37° C ausgeführt werden. Sie sind als Hausmittel sehr beliebt. Die entsprechenden Badezusätze kauft man am besten in der Apotheke und richtet sich bei der Anwendung nach der beiliegenden Gebrauchsanweisung. Hier einige Empfehlungen:

Bei Rheuma, Gicht, Gelenkschmerzen: Brennessel-, Schachtelhalm- oder Wacholder-Bad, Moor- oder Schwefelbad.
Bei Erkältungen: Fichtennadel-, Thymian- oder Eukalyptus-Bad.
Zur Kreislaufregulierung: Rosmarin-, Melissen- oder Lavendel-Bad.
Zur Beruhigung: Baldrian-, Melissen- oder Haferstroh-Bad.
Bei Erfrierungen und Hautkrankheiten: Eichenrinden-Teilbad.

Weine

Rot- und Weißwein, Melissen-, Baldrian-, Hopfen-, Rosmarin-, Wermut-, Beifuß-, Tausendgüldenkraut-Wein, Pepsinwein, Knoblauch-Wein

<u>Hilft bei:</u> Erschöpfungszuständen, Impotenz, Nervosität, Appetitlosigkeit, Herzschwäche, Verdauungsbeschwerden, Blutarmut.

»Trinke Wein, und Du wirst gesund sein!« soll Hippokrates seinen Patienten geraten haben. In der Tat, soweit wir medizinische Ratschläge zurückverfolgen können, gilt der Wein – mäßig getrunken – als Arznei. Kein Wunder, daß er auch in der Volksmedizin als Hausmittel eine große Rolle spielt. Den *Rotwein* bezeichnet man, ohne Zweifel seiner Farbe wegen, als Bluterneuerer, als Kraftspender und als Aktivator. Er wird *mit kräftigenden Zusätzen* wie Traubenzucker

und Eigelb vor allem Genesenden und älteren Leuten gegeben. Es gibt eine Vielzahl von Zubereitungen; fast jeder Weinfreund hat seine eigene Rezeptur.

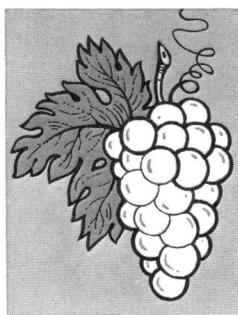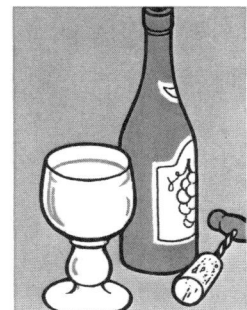

Das Wein-Rezept meiner Großmutter:
¼ Liter Rotwein mit 2 Teelöffeln Honig versetzen und so lange umrühren, bis sich der Honig vollständig gelöst hat. Dann 2 Eigelb hinzufügen und das Ganze mit einem Holzquirl etwa 1 Minute lang quirlen, danach den Saft von ½ Zitrone beigeben. Dieses Kräftigungsmittel soll man schluckweise 1- bis 2mal am Tage trinken.

Rotwein ohne jeden Zusatz trinken ältere Leute gerne »zur Stärkung ihres Herzens« und zur Vorbeugung gegen Arterienverkalkung. Wissenschaftliche Beweise für die Wirkung gibt es keine, doch die Erfahrung lehrt, daß sich ältere Leute, die 2- bis 3mal täglich ⅛ Liter Rotwein trinken, gesund und leistungsfähig fühlen. Bei gesunder Leber haben auch die Ärzte nichts dagegen einzuwenden. Mancherorts wird dem leichteren *Weißwein* der Vorzug gegeben, doch ich meine, daß es keinen Unterschied in der Wirkung gibt.

Arzneiliche Zusätze, vornehmlich aus dem Heilpflanzenschatz, erheben den Weißwein zum *Medizinalwein.* Man kann solche Weine heute in sehr großer Auswahl und guter Qualität in Apotheken, Drogerien und Reformhäusern kaufen, doch mancher stellt sich seinen Arzneiwein gerne selber her.

Mein Grundrezept zur Herstellung eines Medizinalweines: 1 Liter Weißwein mit 30 Gramm fein zerschnittenen Heilpflanzen versetzen und gut verkorkt etwa 2 Wochen bei Zimmerwärme abstellen. Gelegentliches Schütteln ist empfehlenswert. Danach wird abgeseiht und durch ein engmaschiges Tuch oder ein Filterpapier gefiltert. Täglich 2- bis 3mal 1 Schnapsglas voll trinken.

Nach dieser Vorschrift lassen sich bereiten: *Melissen-Wein, Baldrian-Wein, Hopfen-Wein* zur Beruhigung. *Rosmarin-Wein* zur Anregung, Potenzsteigerung und Entwässerung. *Wermut-Wein, Beifuß-Wein, Tausendgüldenkraut-Wein* zur Aktivierung der Verdauungsdrüsen und gegen Appetitlosigkeit.

Statt Weißwein wird auch gelegentlich Südwein (Xereswein) verwendet. Das ist beispielsweise bei dem sehr beliebten *Pepsinwein* gegen Verdauungsbeschwerden der Fall. Da es schwierig ist, die zur Herstellung notwendigen Bestandteile zu bekommen, rate ich dazu, den Pepsinwein in der Apotheke zu kaufen.

Zu erwähnen ist noch der *Knoblauch-Wein,* der gegen Arterienverkalkung empfohlen wird.

So wird Knoblauch-Wein hergestellt: 2 Knoblauch-Zwiebeln(!) zerschneiden und mit 1 Liter Weißwein zum Sieden erhitzen. Dieser Ansatz bleibt einige Tage stehen und wird dann abgeseiht. Empfohlene Trinkmenge: 2- bis 3mal täglich 1 Likörglas voll.

Hausmittel-Lexikon

A

Aconitum D_4 oder D_6 gegen Fieber und Erkältung. → Seite 23.

Alantwurzel gegen Appetitlosigkeit: Vor allem Kindern, die unter Appetitlosigkeit leiden, kann man etwa ¼ Stunde vor den Hauptmahlzeiten ein Stückchen Alantwurzel zum Kauen geben. Dadurch werden die Verdauungssaftproduktion und der Appetit angeregt. Weil man auf dem Lande diese Wurzel bei »Futterverstellung« der Rinder erfolgreich anwendet, hat man sie auch beim Menschen probiert – ebenfalls mit Erfolg.

Allium cepa D_6 gegen Schnupfen. → Seite 24.

Ananas gegen erschwerte Eiweißverdauung: Wer vor der Mahlzeit (als Vorspeise) einige Scheiben Ananas ißt, verdaut das Nahrungseiweiß besser. Ärzte empfehlen das Fruchtfleisch oder den Saft der Ananas sogar als »Magensaftersatz«.

Anisplätzchen helfen bei Verdauungsbeschwerden. → Seite 30.

Apfel gegen Durchfall: Ein frisch geschabter oder geriebener Apfel hilft – besonders Kleinkindern und Senioren – gegen Durchfall. 1 Apfel bei Bedarf ist die richtige Menge.

Arnika-Tinktur, als Umschlag angewandt, bewährt sich bei Verstauchungen, Zerrungen, Verrenkungen und Unterschenkelgeschwüren. → Seite 14.

Arnika-Tinktur gegen Herzbeschwerden – nicht ohne ärztliche Überwachung. → Seite 14.

Arnika-Tinktur (verdünnt) gebraucht man als Gurgel- oder Mundspülmittel bei Entzündungen in Mund und Rachen. → Seite 14.

B

Belladonna D_4 oder D_6 gegen Fieber und Erkältungen. → Seite 23.

Bienenstiche gegen Rheuma: Fast aus der Mode gekommen, doch von Imkern da und dort noch praktiziert, sind gezielte Bienenstiche bei Muskelrheumatismus. Man setzt Bienen so auf die schmerzenden Stellen, daß dort 2 bis 3 Bienenstiche plaziert werden. Die rheumatischen Schmerzen sollen spürbar gelindert werden, die Wirkung viele Wochen anhalten.

Bienenwaben (gekaut) sollen die verstopfte Nase öffnen, bei Heuschnupfen hilfreich sein und sogar Stirnhöhlenkatarrhe ausheilen. → Seite 25 und 30.

Bittersalz ist ein Abführmittel, das jedoch mehr in der Tierheilkunde gebraucht wird. Beim Menschen zieht man Glaubersalz vor. → Seite 38.

Bittersalz gegen Warzen. → Seite 54 »Magnesiumsulfat«.

Blätter-Auflagen bei Wunden: Das Auflegen von Heilpflanzenblättern auf frische oder schlecht heilende Wunden, in der Volksmedizin weit verbreitet, wird heute vor allem auf dem Lande noch häufig praktiziert. Man deckt frische Wunden mit Malven-, Spitzwegerich- und Breitwegerichblättern ab, legt Alant-, Huflattich-, Linden- oder Frauenmantelblätter auf Schürfwunden, Goldrutenblätter auf Zahngeschwüre, Weinrautenblätter auf entzündete Augen auf. Mehr als eine Kühlung, so meine ich, ist damit nicht zu erreichen. *Aber die Gefahr, sich zu infizieren, ist sehr groß, so daß ich dringend davon abrate.* Ebenso gefährlich ist es, Beinwellblätter auf schlecht heilende Wunden zu legen; Umschläge mit Beinwell-Tee hingegen sind empfehlenswert.

Bockshornklee bei Abszessen: Zum »Aufziehen« von Abszessen und Furunkeln sowie zum »Verteilen« von Geschwülsten eignen sich warme oder heiße Auflagen mit Leinsamen, Heublumen, Kohlblättern, Lehm oder Heilerde. Von besonders guter Wirkung jedoch sind *Auflagen* mit Bockshornklee: 1 Eßlöffel gemahlenen Bockshornsamen (Apotheke) mit heißem Wasser zu einem Brei anrühren, ihn auf ein Mullläppchen streichen und diese Auflage, so heiß es vertragen wird, auf die zu behandelnden Stellen legen. Auch bei Drüsenschwellungen (Mumps) wird dieses Hausmittel empfohlen.

Boretschblätter gegen Nervosität, Herzklopfen und Hypochondrie: Dieses Hausmittel ist schon sehr alt. Es geht auf P. A. Matthiolus (1563) zurück, und weil man im Gewürzgarten von Mai bis in den Herbst frische Blätter des Gurkenkrautes, wie Boretsch auch genannt wird, zur Verfügung hat, konnte sich diese Anwendung erhalten. *So wird's gemacht:* Einige frische Borretschblätter ganz fein hacken, mit 2 bis 3 Eßlöffeln Milch vermengen und etwas Zucker oder Honig hinzugeben; mehrmals täglich 1 Teelöffel voll davon einnehmen. Dieses Hausmittel soll beruhigen, Herzstechen beheben und ausgleichend wirken bei Hypochondrie.

Boretschblüten und Sonnenblumenblütenblätter bei Masern: Gegen Fieber bei Masern und die bei Fieber ebenfalls häufig auftretenden Kreislaufstörungen hat sich ein Tee aus Boretschblüten und Sonnenblumenblüten bewährt. *Das Tee-Rezept:* 1 gehäuften Teelöffel Boretschblüten und 1 Teelöffel der gelben Strahlenblüten der Sonnenblume mit ¼ Liter siedendem Wasser überbrühen, 10 bis 15 Minuten lang ziehen lassen und abseihen. Täglich 2 bis 3 Tassen von diesem Tee trinken.

Borsäure – Borwasser – Borsalbe – Borax: Diese alten, doch bis in unsere Zeit häufig gebrauchten Mittel, die früher in fast jeder Hausapotheke zu finden waren, dürfen nicht mehr verwendet werden; *sie haben sich nicht nur als wenig wirksam, sondern sogar als toxisch (giftig) erwiesen.* Es gibt heute bessere Wundpuder als solche mit Borsäure, es gibt wirksamere Wund- und Heilsalben als die Borsalbe, und es gibt zuverlässigere Augenwässer als Borwasser, die reizmildernd und antiseptisch wirken.

Bratapfel mit Nägeln gegen Blutarmut: Eisenmangel tritt besonders bei Mädchen und jungen Frauen sehr häufig auf. Heute verordnet der Arzt Eisenpräparate, um diesen Mangel auszugleichen. Früher dagegen war der Apfel mit Nägeln bei Blutarmut sehr beliebt. Man steckte in einen Apfel 3 bis 5 Eisennägel hinein, legte ihn in die Bratröhre und wartete, bis er weich geworden war. Dann entfernte man die Nägel und verzehrte den gebratenen Apfel noch warm. Da der so präparierte Apfel gut schmeckt und die Einnahme nicht schadet, ist auch heute dagegen nichts zu sagen.

Brennessel-Rute – ein Heilmittel der Volksmedizin bei Hexenschuß und Ischias. → Seite 17.

Brennessel-Tee hilft bei Beschwerden beim Wasserlassen. → Seite 17.

Brennesselsamen-Wein stärkt Senioren. → Seite 17.

Brombeersaft gegen Heiserkeit (zum Ausprobieren): Frisch gepreßter Brombeersaft lauwarm in kurzen Abständen (alle 30 Minuten) löffelweise genommen, behebt Heiserkeit nach langem Reden schnell. Brombeersaft mit der gleichen Menge Honig vermischt, soll noch wirksamer sein. In Rußland wird Brombeersaft, mit Milch zu gleichen Teilen gemischt, als Mittel gegen Halsweh und Heiserkeit verwendet.

C

Chamomilla D_4 oder D_6 gegen vielerlei Kinder-Beschwerden. → Seite 24.

D

Dörrpflaumen und Feigen gegen Stuhlträgheit: Am Abend eine getrocknete Feige und 3 bis 5 Dörrpflaumen mit soviel lauwarmem Wasser in einem Trinkglas übergießen, daß die Früchte gerade bedeckt sind, den Ansatz in einem warmen Raum über Nacht stehenlassen. Am nächsten Morgen nüchtern die Flüssigkeit trinken und danach sofort die Früchte essen. Nach 2 bis 3 Stunden längstens (meist schon bald nach der Einnahme) erfolgt eine normale Stuhlentleerung.

E

Eichenrinden-Tee bei Durchfällen verschiedenster Ursache, Eichenrinden-Tee als Gurgelmittel heilt Entzündungen in Mund und Rachen schnell ab. → Seite 18.

Eichenrinden-Teilbäder helfen bei Hämorrhoiden, Schweißfüßen und Frostschäden. → Seite 18.

Eisstückchen bei Bewußtlosigkeit: Reibt man Bewußtlose an Stirn und Schläfen mit Eis ein, so erwachen sie in der Regel aus ihrer Bewußtlosigkeit.

Emser Salz bei Erkältungskrankheiten zum Gurgeln, Inhalieren und zum Aufschniefen bei Schnupfen. → Seite 39.

Erdbeeren gegen Hautunreinheiten: Hautunreinheiten wie Pickel und Pusteln werden gebessert, wenn man täglich über einen Zeitraum von mindestens 1 Woche jeweils 1 Pfund rohe Erdbeeren ißt. (Walderdbeeren sind den Gartenformen in der Wirkung überlegen.) Eine Gesichtsmaske hilft ebenfalls. *Zubereitung und Anwendung:* Zerdrückte frische Erdbeeren, Honig und süße Sahne zu gleichen Teilen verrühren. Diese Maske jeweils 30 Minuten an 5 aufeinanderfolgenden Tagen auflegen.

Essigsaure Tonerde, das häufig verwendete Hausmittel: Wenn bei Zerrungen, Prellungen, Blutergüssen, Verstauchungen oder Verrenkungen Kühlung und Schmerzlinderung erreicht werden soll, macht man den bewährten *Umschlag* mit Essigsaurer Tonerde: 1 Eßlöffel Essigsaure Tonerde in 1 Glas Wasser geben, mit dieser Verdünnung Mull oder Watte befeuchten und über die schmerzenden oder verletzten Stellen legen. Selbst bei Blutvergiftungen wird diese Auflage zur unterstützenden Behandlung empfohlen.
Eine Verdünnung von 1 Teelöffel auf 1 Glas Wasser wird als *Gurgelmittel* bei Entzündungen in Mund und Rachen gebraucht. Essigsaure Tonerde wirkt leicht desinfizierend und adstringierend.

Essigstrumpf gegen vielerlei Beschwerden: Den Essigstrumpf hat Pfarrer Kneipp propagiert als einfaches, aber wirksames Hausmittel gegen Fieber, Nervosität, Einschlafstörungen, Mangeldurchblutung der Arme und Beine. *So wird's gemacht:* Aus 4 Teilen Wasser und 1 Teil Essig ein zimmerwarmes Essigwasser herstellen ($^{1}/_{4}$ bis $^{1}/_{2}$ Liter genügt), damit Baumwollsocken, die bis zum Knie reichen müssen, durchfeuchten (hineinlegen, auswringen) und anziehen. Beide Beine werden alsdann mit wollenen Tüchern gut eingewickelt. Nach einer Stunde werden die Strümpfe wieder ausgezogen.

Essigwasser-Umschläge bei Herzschwäche: Herzschwäche (langsamer Puls) wird schnell überwunden, wenn man einen Essigwasserumschlag in der Herzgegend macht: Auf 1 Liter Leitungswasser 1 Eßlöffel Haushaltsessig geben, ein Leinentuch darin einweichen, auswringen und es auf die Brust in Herznähe legen. Darüber kommt ein Wolltuch. Der Umschlag muß stündlich gewechselt werden. Schon nach wenigen Stunden kräftigt sich der Herzschlag, das Gefühl der Schlappheit und die nervöse Unruhe verschwinden.

Eukalyptus-Öl als Einreibung und Dampfinhalation hilft bei Erkältungskrankheiten und beugt vor. → Seite 19 und 20.

Eukalyptus-Öl, wenige Tropfen an den schmerzenden Stellen in die Haut eingerieben, hilft bei Schmerzen verschiedener Ursache (Kopfschmerzen, Nervenschmerzen). → Seite 19 und 20.

F

Feigensirup gegen Erkältungen (vor allem Heiserkeit): 4 ganze Feigen in kleine Stücke zerschneiden, mit ¼ Liter Wasser versetzen, zum Sieden erhitzen und so lange kochen, bis ein dicker Sirup entstanden ist; nach dem Erkalten den Saft von 1 Zitrone daruntermischen. Stündlich 1 Eßlöffel voll Feigensirup einnehmen.

Fenchel-Honig stillt und löst den Husten. → Seite 30.

Fenchel-Tee beruhigt Säuglinge und Kleinkinder; er wirkt auch gegen Blähungen. → Seite 29.

Fluid, eine sehr starke Einreibung für die Behandlung von Tieren (Pferden und Rindern), wird auch als Hausmittel gegen Ischias und Hexenschuß gebraucht (Roßkur!). → Seite 41.

Franzbranntwein als stärkende, erfrischende und schmerzlindernde Einreibung. → Seite 41.

G

Gewürze als Aphrodisiaka: Sexuelle Anregung erfährt man – so eine alte Volksweisheit – durch scharfe, aromatische Gewürze. Da sie auch für Magen, Galle und Darm gesund sind, sogar den Kreislauf anregen, können sie empfohlen werden. Bewährt haben sich Paprika, Chili, Peperoni, Cayenne, Kardamom, Muskat, Ingwer, Pfeffer, Nelken und Zimt. Viele dieser Gewürze sind in echtem Curry enthalten.

Glaubersalz führt ab; es dient auch in Vergiftungsfällen zur schnellen Entleerung des Darms. → Seite 38.

Grapefruit gegen Frühjahrsmüdigkeit: Nicht nur wegen seines hohen Vitamin-C-Gehaltes, sondern auch wegen der aktivierenden Bitterstoffe hilft Grapefruitsaft bei Frühjahrsmüdigkeit: Täglich mindestens 3mal den Saft je 1 Grapefruit konsumieren.

H

Heidelbeeren (als Abkochung) sind ein probates Mittel gegen Durchfälle der Kleinkinder. → Seite 15.

Heilerde und Orangensaft bei müder Gesichtshaut: Bei schlaffer, ermüdeter Gesichtshaut hilft eine *Maske* aus Heilerde und Orangensaft: Einige Eßlöffel Heilerde »zum äußeren Gebrauch« (Apotheke) mit soviel Orangensaft anrühren, daß sie sich gut auf die Gesichtshaut auftragen läßt. Nach etwa 20 Minuten wird die Maske entfernt und die Haut mit lauwarmem Wasser abgewaschen. Anwendung bei Bedarf.

Heublumen-Bäder helfen bei allgemeiner Schwäche, bei Rheuma, Gicht und Frauenleiden. → Seite 23.

Heublumen-Hemd hilft bei fieberhaften Erkältungskrankheiten. → Seite 22.

Heublumen-Säckchen, heiß aufgelegt, hilft bei Koliken und anderen Schmerzen. → Seite 22.

Hirschtalg gegen spröde und wunde Haut: Wer viel stehen muß, wer gerne wandert oder barfuß läuft, bekommt oft Schwielen an den Füßen, Risse und wunde Stellen. Hier bewähren sich ein warmes Seifenbad und eine anschließende Behandlung *(Einreiben)* mit Hirschtalg, der aus einem Gemisch aus Schmierseife und Rindertalg besteht. (Man bekommt ihn in der Apotheke.) Auch wundgerittene Hautstellen heilen nach Hirschtalg-Einreibungen schnell ab. Zur Lippenpflege wird Hirschtalg ebenfalls mit Erfolg verwendet.

Holunderbeer-Wein gegen Asthma und Rheumatismus: Seit Generationen gilt der Holunderbeer-Wein – in vielen Familien nach alten Rezepten selbst bereitet – als probates Mittel gegen Asthma und chronische Bronchitis älterer Menschen. Darüber hinaus rühmen Rheumatiker sowohl den Wein als auch den Saft aus Holunderbeeren als Mittel gegen ihre schmerzhaften Rheumaanfälle. Man bekommt Holunderbeer-Wein und Holunderbeer-Saft in der Apotheke, der Drogerie und im Reformhaus.

Honig gegen nächtliche Wadenkrämpfe: Wer an nächtlichen Wadenkrämpfen leidet, sollte über einen längeren Zeitraum vor jeder Mahlzeit 1 Teelöffel Bienenhonig essen. Schon nach wenigen Tagen bleiben die Wadenkrämpfe aus.

Honig heilt entzündete Augenlider. → Seite 25.

Honig spielt in der Kosmetik eine bedeutende Rolle. Einige Rezepte gegen müde, unreine oder erschlaffte Haut → Seite 26.

Honig, mit Lebertran gemischt, hilft bei der Wundheilung. → Seite 25.

Honig mit Zitronensaft lindert Erkältungsbeschwerden und beugt vor. → Seite 25.

Honig-Milch bei Erkältungen, Magen-, Galle- und Leberleiden. → Seite 25.

J

Johanniskraut-Öl hilft, innerlich verwendet, bei Galle- und Leberbeschwerden, Nervosität und Schlaflosigkeit. → Seite 27.

Johanniskraut-Öl zur Wundbehandlung und zur Schmerzlinderung bei Gürtelrose und anderen Nervenschmerzen. → Seite 27.

K

Kaltwasser-Anwendungen dienen der Abhärtung und bessern chronische Stuhlverstopfung. → Seite 42.

Kamille zum Spülen entzündeter Augen: Dieser Rat muß heute revidiert werden, *denn es hat sich gezeigt, daß Augenreizungen die Folge wiederholter Augenwaschungen mit Kamillen-Tee sein können.* Besser ist Augentrost-Tee, Fenchel-Tee oder ein sehr schwacher Eichenrinden-Tee. *Das Tee-Rezept:* 1 Teelöffel Fenchel-, Augentrost- oder Eichenrinden-Tee mit $^1/_2$ Liter siedend heißem Wasser überbrühen, nach 5 Minuten abseihen. Den Tee lauwarm verwenden.

Kamillen-Tee gegen Schnupfen: Warmen Kamillen-Tee in die hohle Hand gießen und mit der Nase aufschniefen. Diese Prozedur mehrmals täglich wiederholen. Nach längstens zwei Tagen ist die Nase dauerhaft frei.

Kampfergeist ist eine wirksame Einreibung gegen vielerlei Schmerzzustände. → Seite 41.

Karlsbader Salz hilft Müttern beim Abstillen, es ist auch ein gutes Stuhlregulierungsmittel. → Seite 39.

Kartoffelwasser gegen Magenschmerzen: »Wer Magenschmerzen hat, der muß regelmäßig 2- bis 3mal täglich 1 Tasse Kartoffel-Kochwasser trinken«, lautet ein altes Hausrezept. Das aus dem Kartoffel-Kochwasser aufgenommene Solanin wirkt – ähnlich wie das Atropin der Tollkirsche – schmerzlindernd. *Bei längerer Anwendung* des Kartoffel-Kochwassers jedoch *kommt es zu unan-*

genehmen Augenbeschwerden (Augenflimmern). Es ist daher *nicht zu empfehlen!*

Kartoffelwickel (und Sprechverbot) bei Heiserkeit und Kehlkopfentzündung: Manchmal ist man plötzlich heiser und weiß nicht, wie man dazu gekommen ist. Da hilft ein wärmestauender Halswickel mit heißen Kartoffeln oft schon nach wenigen Stunden. *So wird's gemacht:* Etwa 3 bis 5 weich gekochte, noch sehr warme Kartoffeln zerdrücken, den Brei in ein dünnes Tuch einschlagen, das man sich um den Hals legt und mit einem wollenen Schal umwickelt. Sobald der Wickel nicht mehr warm ist, muß er erneuert werden. Wer es dabei auch noch fertigbringt, nicht zu sprechen, der ist seine Heiserkeit schnell wieder los. *Heiße Getränke* (Tee oder Zitronenwasser) und das *Inhalieren* von heißem Wasserdampf (eventuell auch ein Kamilleninhalat oder ein Zusatz von ½ Teelöffel Emser Salz) unterstützen die Wirkung sehr. Es kommt bei den heißen Getränken nicht auf die Menge an, sondern darauf, daß man häufig einen kleinen Schluck trinkt.

Kindertropfen werden in der Volksmedizin gegen Appetitlosigkeit, bei Leibschmerzen, Menstruationsbeschwerden junger Mädchen, Angst- und Unruhezuständen eingesetzt. → Seite 21.

Knoblauch ist wegen seines Geruchs als Hausmittel leider wenig im Gebrauch. Er wirkt wie die Zwiebel, meist sogar stärker. → Seite 36.

Kochsalz als Gurgelmittel und als Zahnsalz zum Zähneputzen. → Seite 39.

Kochsalz wird als Brechmittel in Vergiftungsfällen gebraucht *(Vorsicht bei kleinen Kindern!)*. → Seite 40.

Kohlblätter als Umschlag bei schlecht heilenden Wunden, Nagelbettentzündung, Gürtelrose. → Seite 28.

Kohle bei Darmstörungen und Durchfall: Kohlepulver, Kohlegranulat oder die praktischen Kohlekompretten sind bei Durchfällen, Vergiftungen und Gärungserscheinungen im Darm mehr als ein einfaches Hausmittel. Da die Giftstoffe von der großen Oberfläche der medizinischen Kohle aufgenommen werden, gelangen sie nicht mehr in die Blutbahn. Bei Bedarf 1 bis 2 Eßlöffel Kohlepulver oder Kohlegranulat oder 5 bis 10 Kohlekompretten mit Wasser einnehmen.

Kräuterkissen mit Dost, Quendel und Lavendel gegen Schlaflosigkeit: Düfte, durch ätherische Öle aus Heilpflanzen hervorgerufen, können schlaffördernde Wirkung haben. Das Kräuterkissen ist schon seit alters her bekannt, nur die Füllungen sind verschieden. Ich halte eine *Mischung* aus Dost (Origanum vulgare), Quendel = Feldthymian (Thymus pulegioides) und Lavendelblüten (Lavandula angustifolia) für eine der besten Mischungen. *So wird's gemacht:* Eine kleine Kissenhülle nähen, die Wände mit Verbandwatte polstern und in die Mitte die Duftkräuter hineingeben – eine Hälfte grob gepulvert, die andere Hälfte zerschnitten (Apotheke). Für ein Kissen der Abmessung (Kantenlänge) 15 × 15 cm reichen etwa 20 Gramm von jeder Heilpflanze. Man legt sich abends das Duftkissen unter das Kopfkissen oder steckt es unter die Bettdecke. Auch direkt unter dem Kopf kann es liegen.

Kümmel-Schnaps fördert die Verdauung und beugt Blähungen vor. → Seite 29.

Kümmel-Tee hilft bei Blähungen. → Seite 29 und 30.

Kürbiskerne zur Anregung der Harnausscheidung: Regelmäßig 3mal täglich 5 bis 10 Kürbiskerne kauen – das kräftigt die Blasenmuskulatur, führt zur besseren Harnentleerung und beugt bei älteren Männern Prostatabeschwerden vor. (Auch Spulwürmer kann man auf diese Weise vertreiben.)

Kurioses gegen Nasenbluten: »Tut nicht weh, doch schafft es Qual, blutet Dir die Nase mal. Kleinen Finger linker Hand, mit dem Faden fest umspannt. Darfst nicht warten, mußt Dich sputen, schnell hört Nase auf zu bluten.« Diesen Reim lernte ich in der Schule. – Ich habe es ausprobiert, und es hat geklappt. Mit anderen Worten: Wenn die Nase blutet und aus dem rechten Nasenloch das Blut fließt, dann soll man mit einem Bindfaden den kleinen Finger der linken Hand 5 Minuten lang fest umwickeln, und zwar zwischen dem vorderen und mittleren Fingergelenk. Es soll dadurch ein Blutstau erzeugt werden, wodurch der Körper – so nimmt man an – mehr Gerinnungsstoffe im Blut ausbildet, die das Nasenbluten stoppen. Blutet es aus dem linken Nasenloch, dann muß der rechte kleine Finger 5 Minuten lang fest umwickelt werden, und wenn es aus beiden Nasenlöchern blutet, dann sind beide kleine Finger zu wickeln. Zugegeben, es klingt komisch, doch es hilft. Auch die Empfehlung, bei Nasenbluten sofort ein etwa markstückgroßes Stück Löschpapier unter die Zunge zu legen, wird immer wieder empfohlen.

L

Labkraut-Bad gegen Sonnenbrand: Das echte Labkraut mit den kleinen gelben, nach Honig duftenden Blüten hat sich als linderndes Bad bei Sonnenbrand bewährt. *Zubereitung und Anwendung:* Etwa 100 Gramm getrocknetes Labkraut (Apotheke) mit 2 Litern Wasser übergießen, zum Sieden erhitzen und 1 bis 2 Minuten lang auskochen; nach dem Abseihen diese Abkochung dem Vollbad zusetzen. Badetemperatur etwa 35° C, Badedauer etwa 10 bis 15 Minuten. Ein Labkraut-Bad lindert die Schmerzen sonnenverbrannter Haut schnell und nachhaltig.

Lehm-Umschlag bei Verstauchungen: Dieses Hausmittel, das wohl auf Sebastian Kneipp zurückgeht, wird viel gebraucht: Eine Handvoll Lehm (aus lehmigen Tongruben der Ziegeleien) mit so viel Wasser versetzen, daß eine streichbare Masse entsteht, die in dicker Schicht auf einen Leinenlappen

aufgetragen wird. Den so präparierten Umschlag kalt auf die betroffenen Stellen legen und mit einer Binde umwickeln. Sobald der Lehm trocken ist, muß der Verband erneuert werden. Wenig Essig, dem Wasser beigegeben, soll die Wirkung verstärken. *Lehm-Umschläge nicht auf offene Wunden legen; Infektionsgefahr!*

Leinsamen fördern den Stuhlgang. Besonders bei chronischer Stuhlverstopfung zu empfehlen. → Seite 31.

Leinsamen-Öl, mit Kalkwasser als Emulsion angewandt, ist ein altes Hausmittel bei Verbrennungen. → Seite 31.

Leinsamen-Säckchen (heiß) hilft bei Schmerzen verschiedenster Art (Koliken) und verteilt Geschwülste. → Seite 31.

Lindenblüten-Tee mit Honig und ein heißes Fußbad verhindern eine Erkältung: Oft weiß man es genau: Wenn jetzt nicht sofort etwas geschieht, dann bin ich morgen erkältet. Man mußte im Regen ohne Schirm nach Hause gehen, hat in zugiger, kalter Luft auf die Straßenbahn gewartet, ist mit nassen Füßen herumgelaufen oder hat nach dem Schwimmen im Sommer den nassen Badeanzug anbehalten. Wer dann zu Hause sofort ein heißes Fußbad macht – so heiß es vertragen wird, Dauer etwa 5 Minuten – und 1 Tasse Lindenblüten-Tee trinkt, kommt meist ohne Erkältung davon. *Das Tee-Rezept:* 2 Teelöffel Lindenblüten mit ¼ Liter Wasser übergießen, 10 Minuten lang ausziehen, dem Tee 1 Löffel Honig hinzufügen, schluckweise trinken.

Lorbeer-Öl als Einreibemittel bei Rheumatismus und Gicht sowie bei Muskelschmerzen und zur Massage. → Seite 32.

Magen-, Wind- und Krampftropfen sind vielseitig verwendbar bei Störungen im Verdauungstrakt. → Seite 21.

Magnesiumsulfat (Bittersalz) gegen Warzen: Ursache für die Entstehung von Warzen kann ein Magnesiummangel im Körper sein. In solchen Fällen hilft Bittersalz. Man nimmt (etwa über einen Zeitraum von 2 bis 3 Wochen) mehrmals täglich 1 große Messerspitze voll Bittersalz. War Magnesiummangel die Ursache, so verschwinden die Warzen schnell. Zusätzliches *Einreiben* der Warzen *mit Rizinus-Öl* ist empfehlenswert. → Seite 37.

Majoran-Salbe, als Salbenverband, verteilt Geschwülste oder läßt sie reifen. → Seite 33.

Majoran-Salbe öffnet die verstopfte Nase, vor allem bei Säuglingen und Kleinkindern. Sie hilft auch bei Blähungen und lindert Schmerzen nach Sportverletzungen. → Seite 33.

Meerrettich mit Honig hilft bei Husten, Bronchitis und Asthma. → Seite 35.

Meerrettich-Auflagen helfen bei Erkältungen und Nervenschmerzen. → Seite 36.

Mehrerlei-Tropfen helfen bei Herzbeschwerden, nervöser Unruhe und auch bei Übelkeit. → Seite 20.

Milch mit Fenchel und Honig gegen Husten; auch als Schlafmittel: 1/4 Liter Vollmilch mit 2 Teelöffel voll zerdrückter Fenchelfrüchte aufkochen, durch ein Sieb abseihen, um die Milchhaut und die Fenchelfrüchte zu entfernen, und nach dem Abkühlen auf Trinktemperatur mit 5 Eßlöffeln Bienenhonig versetzen. Diese Arznei 2mal am Tag warm trinken. Der Husten löst sich, weil die Bronchien gereinigt werden. Am Abend, 1/2 Stunde vor dem Schlafengehen getrunken, fördert die Fenchel-Honig-Milch auch das Einschlafen.

Milch bei Vergiftungen: Milch ist ein altes Hausmittel, das man immer dann einsetzte, wenn man sich vergiftet hatte; entweder trank man sie pur zur Neutralisation oder mit Salz vermengt, um Erbrechen auszulösen. *Doch heute muß vor Milch bei Vergiftungen gewarnt werden.* Es gibt viele Gifte (vornehmlich im Haushalt), die zusammen mit Milch besonders schnell vom Organismus aufgenommen werden. Da der Laie nicht unterscheiden kann, wann das der Fall ist, sollte man *Milch generell bei Vergiftungen nicht verwenden,* sondern besser viel Wasser trinken und Erbrechen herbeiführen. → Seite 39.

Möhren gegen Madenwürmer: Wer Kindern, die von Oxyuren (Madenwürmer) befallen sind, 2 bis 3 Tage nur geschabte, geraspelte oder ganze *rohe* Möhren zu essen gibt, kann sicher sein, daß nach dieser Zeit die Oxyuriasis beseitigt ist. Wieviel Möhren gegeben werden, ist nicht so wichtig wie die Anweisung, keine andere Nahrung zu verabfolgen. Rohe Möhren schmecken gut; Kinder essen sie im allgemeinen gerne.

Muskatnuß bei Husten: Ein *Umschlag,* der über Nacht wirkt: Ungesalzenes Schweineschmalz etwa messerrückendick auf einen Leinenlappen von 10 × 10 cm Größe streichen, etwa 1/2 Teelöffel Muskat, mit einer Muskatreibe von einer Nuß abgerieben, auf das Fett geben und gut einstreichen. Diesen Muskat-Fettlappen auf die Brust legen, mit einem Wollschal umwickeln und über Nacht liegenlassen.

Myrrhe (gekaut) hilft bei Entzündungen im Mund und am Zahnfleisch. → Seite 34.

Myrrhen-Tinktur (unverdünnt) wird zum Betupfen von entzündetem Zahnfleisch und von Prothesendruckstellen verwendet. → Seite 34.

Myrrhen-Tinktur (verdünnt) dient zum Gurgeln und Spülen bei Entzündungen im Mund, Rachen und am Zahnfleisch. → Seite 34.

Nelkenöl bei Zahnschmerzen: Der »hohle Zahn« (ein kariesgeschädigter Zahn) bereitet heftige Schmerzen und muß unverzüglich vom Zahnarzt behandelt werden. Ein Tropfen Nelken-Öl, den man in den Zahn gibt, beseitigt die Schmerzen vorübergehend. In manch alter Hausapotheke steht auch heute noch ein kleines Fläschchen mit diesem ätherischen Öl aus Gewürznelken und der Aufschrift »Zahntropfen«. *Lediglich für den Notfall,* wenn – etwa an Feiertagen oder bei Nacht – der Zahnarzt nicht zu erreichen ist, kann Nelkenöl noch akzeptiert werden. Der Zahnarzt muß danach jedoch unverzüglich aufgesucht werden.

Nux vomica D_6 gegen Schnupfen.
→ Seite 24.

Obstessig bei Halsschmerzen: 1 Teelöffel Obstessig in 1 Glas lauwarmes Wasser geben und stündlich damit gurgeln. Es genügt jeweils ein Mundvoll.

Oliven-Öl für Nase und Ohr: Trockene Nasenschleimhäute, die leicht bluten und verkrusten, werden wieder geschmeidig, wenn man sie mit reinem Oliven-Öl benetzt: Mit dem kleinen Finger oder einem Wattestäbchen etwas Oliven-Öl in die Nasenlöcher bringen. – Juckreiz im Gehörgang oder ein verhärteter Ohrenschmalzpfropf lassen sich mit Oliven-Öl ebenfalls behandeln: Den äußeren Gehörgang mit leicht erwärmtem Oliven-Öl bestreichen oder bei einem Ohrenpfropf mit einer Pipette Oliven-Öl ins Ohr träufeln. Der Pfropf läßt sich dann mit einem Wattestäbchen leicht beseitigen.

Perubalsam gegen Schuppenflechte: Gegen die Schuppenflechte (Psoriasis) hat die moderne Medizin bis heute noch kein Heilmittel entdeckt, so daß die Psoriatiker immer wieder Hausmittel untereinander austauschen. Eines dieser vielen Mittel ist der Perubalsam. Es wird berichtet, daß regelmäßiges Einreiben mit Perubalsam nicht nur den lästigen Juckreiz lindert, sondern kleinere Herde zum Abheilen bringt. – *Hier jedoch eine Warnung:* Bei großflächiger langandauernder Behandlung mit Perubalsam kann es zu Nierenreizungen kommen. Wer einen Versuch mit Perubalsam unternehmen möchte, sollte das *unter ärztlicher Aufsicht* tun.

Pfefferminz-Tee gegen Übelkeit und Erbrechen: Schnelle Hilfe bei Übelkeit und Erbrechen bringt bereits eine Tasse Pfefferminz-Tee. Das darin enthaltene Menthol anästhesiert (betäubt) die überreizten Magennerven. *Das Tee-Rezept:* 2 gehäufte Teelöffel Pfefferminzblätter mit siedendem Wasser übergießen, 10 Minuten lang ausziehen, abseihen und sehr warm trinken.

Preiselbeer-Mus steigert den Appetit kleiner Kinder. → Seite 15.

Quarkwickel bei Fieber: Besonders bei Kindern kann man Fieber durch kalte Wickel (Wadenwickel, → Seite 43) schnell senken. Auch ein Quarkwickel senkt das Fieber. *So wird's gemacht:* Etwa 5 Eßlöffel Magerquark mit einigen Tropfen Essig und soviel Milch versetzen, daß er streichfähig wird. Den Quark fingerdick auf zwei Leinenlappen streichen, die um die Waden des Kindes gelegt werden; mit je einem Leinentuch und einem Wolltuch abdecken. Der Wickel bleibt so lange liegen, wie er noch zu kühlen vermag. Er darf jeweils erneuert werden, bis sich die Körpertemperatur normalisiert hat (37° C). Ein Quarkwickel wird auch überall dort verwendet, wo sich eine heftige Entzündung durch Hitze bemerkbar macht, beispielsweise nach Verstauchungen und Prellungen. Hilfreich ist auch eine *Quarkauflage* bei Sonnenbrand, bei der man allerdings den Essig wegläßt.

R

Rettich, geraspelt mit Honig, ist ein probates Hustenmittel. → Seite 36.

Rettich-Saft ist ein Hausmittel bei Verdauungsstörungen, bei Galle- und Leberbeschwerden. → Seite 35.

Ringelblumen-(Calendula-)Salbe ist ein vorzügliches Wundheilmittel, vor allem bei schmierigen und infizierten Wunden. Man bekommt sie in der Apotheke.

Ringelblumen-Seifenbad bei Nagelbettentzündung: Bei beginnender Nagelbettentzündung (Umlauf) hilft ein Bad mit Ringelblumen und Schmierseife: 1 Eßlöffel Schmierseife in ¼ Liter Wasser bei mäßiger Wärme auflösen, den Ansatz mit 2 gehäuften Teelöffeln Ringelblumenblüten versetzen, etwa 3 bis 5 Minuten kochen und abseihen. Der entzündete Finger wird in diesem Bad etwa 10 Minuten lang so heiß gebadet, wie man es vertragen kann. Statt Ringelblumenblüten kann man auch *Arnikablüten* verwenden.

Rizinus-Öl ist eines der wirksamsten Mittel bei akuter Stuhlverstopfung. Ein Eßlöffel voll genügt. → Seite 37.

Rizinus-Öl, mit ätherischen Ölen gemischt, hilft bei Erkältungskrankheiten als Einreibung. → Seite 38.

Rizinus-Öl-Einreibung soll Warzen und Leberflecken beseitigen, sie hilft bei Entzündungen verschiedenster Art. → Seite 37.

Rosmarin-Bäder und Rosmarin-Wein gegen nervöse Herzbeschwerden: Gegen nervöse Herzbeschwerden und Herzklopfen

helfen *Bäder mit Rosmarin. Zubereitung und Anwendung:* 50 bis 100 Gramm Rosmarin mit 2 bis 3 Liter Wasser etwa 10 Minuten lang kochen, diesen Auszug dem Vollbad zusetzen. Badedauer etwa 10 bis 15 Minuten bei einer Temperatur um 37° C. Anschließend Bettruhe von mindestens 1 Stunde. Auch ein *Rosmarin-Wein* (→ Seite 46) ist bei nervösen Herzbeschwerden wirksam. (Man bekommt ihn fertig in der Apotheke.) *Die richtige Dosierung:* 2- bis 3mal täglich ½ Dessertweinglas voll.

Rote Rüben zur Belebung des Stoffwechsels: Die als Salat so beliebten roten Rüben sind gekocht oder als Saft wirksam bei Störungen im Verdauungstrakt. *Die Kur:* Etwa 2 Wochen lang täglich ungefähr 200 Gramm gekochte rote Rüben essen oder 100 Gramm Saft trinken, den man sich aus den gekochten roten Rüben mit Hilfe eines Entsafters bereitet. Vor allem bei Entzündungen der Bauchspeicheldrüse wirkt diese Kur gut.

Rotwein mit kräftigenden Zusätzen wie Traubenzucker, Honig und Ei helfen bei Nervenschwäche, Erschöpfungszuständen, Blutarmut und Impotenz.

S

Salbei-Tee als Gurgelmittel bei Entzündungen in Mund, Hals und Rachen: Wer bei den ersten Anzeichen einer Entzündung in Mund, Hals oder Rachen mehrmals täglich mit Salbei-Tee spült oder gurgelt, erfährt schnelle Linderung der Beschwerden und beugt Erkältungen wirksam vor. Salbeiblätter enthalten Gerbstoffe und viel ätherisches Öl, die für die Wirkung verantwortlich sind. *Das Tee-Rezept:* 2 Teelöffel voll Salbeiblätter mit ¼ Liter siedendem Wasser übergießen und nach 10 Minuten abseihen.

Salbei-Tee gegen übermäßiges Schwitzen in den Wechseljahren: Viele Frauen erfahren durch Salbei-Tee Linderung ihrer Beschwerden, andere meinen, er sei wirkungslos. *Meine Erfahrung:* Bei hoher Dosierung der für den Tee verwendeten Blätter ist Linderung zu erwarten. *Das Tee-Rezept:* 2 bis 3 gehäufte Teelöffel voll Salbeiblätter mit ¹/₄ Liter siedendem Wasser überbrühen und 15 Minuten lang ausziehen. Das Gefäß muß zugedeckt werden, damit das ätherische Öl nicht entweichen kann. Nach dem Abseihen soll der Tee langsam und schluckweise mäßig warm getrunken werden. 2 bis 3 Tassen Tee täglich sind die richtige Dosierung.

Sauerkraut hilft bei Stuhlträgheit.
→ Seite 27.

Schöllkraut- und Löwenzahn-Saft gegen Warzen: Warzen werden mit dem gelben Milchsaft des Schöllkrautes oder dem weißen Milchsaft des Löwenzahns, die beim Abpflücken von Stengeln und Blättern austreten, mehrmals täglich betupft. Manchmal ist die Behandlung erfolgreich, manchmal nicht. Der Grund ist unbekannt.

Schwitzkuren sind wirksam bei Erkältungskrankheiten. Sie stärken auch die körpereigenen Abwehrkräfte. → Seite 40.

Senf-Auflage bei starker Bronchitis: Bei einer sehr starken Bronchitis, die über längere Zeit nicht abklingt, lohnt es sich, eine Senf-Auflage zu versuchen. Sie war früher, als man Antibiotika und Sulfonamide noch nicht kannte, das Mittel der Wahl bei einer Lungenentzündung. *So wird's gemacht:* 1 Handvoll Senfkörner in einem Mörser zerstoßen, mit 3 bis 4 Eßlöffel heißem Wasser übergießen und abwarten, bis ein starker, beißender Senfölgeruch entsteht. Dann entweder ein Tuch mit dem Wasser tränken oder das »Senfmehl« aufstreichen auf ein Tuch, das auf die Brust gelegt und mit einem warmen Tuch umwickelt wird. Nach etwa 20 Minuten – die Haut ist unter der Senf-Auflage stark gerötet – muß der Wickel entfernt werden. In vielen Fällen spürt man bereits nach nur einem Wickel, daß sich der Husten »löst« und die Krankheit abzuklingen beginnt. Senfwickel – falls nötig – darf man unbeschadet jeden zweiten Tag jeweils einmal anwenden.

Senfkörner als Stuhlregulierungsmittel: 1 Teelöffel voll ganze Senfkörner, regelmäßig 1mal täglich, am besten morgens, eingenommen, regelt die Verdauung.

Senfspiritus und Ameisengeist gegen Rheuma: Senfspiritus und Ameisenspiritus (Apotheke), zu gleichen Teilen miteinander mischen und die schmerzenden Stellen bei Rheuma und Gicht damit einreiben.

Sitzen auf nassem Tuch bei Hämorrhoiden und Stuhlverstopfung: Durch das Sitzen auf einem feuchten Tuch, das wie ein feuchtkalter Wickel wirkt, wird die Durchblutung stark gefördert; das bringt bei Hämorrhoiden Linderung und regt die Dickdarmfunktion an, wodurch die Stuhlentleerung gefördert wird. *So wird's gemacht:* Stuhl oder Hocker zunächst mit einer Wolldecke, dann mit einem Leinentuch abdecken, ein mit kaltem Wasser durchfeuchtetes, etwa achtfach zusammengefaltetes Leinentuch darüberlegen. Einmal täglich eine halbe Stunde lang auf diese Unterlage setzen.

Spitzwegerich bei Insektenstichen: Wer auf die Stiche von Mücken, Regenbremsen oder auch Wespen sofort zerquetschte Spitzwegerichblätter legt, kann Schwellungen und vor allen Dingen den quälenden Juckreiz verhindern.

Stirnwickel mit Eis gegen Migräne: Ein Mulltuch auf Stirnbreite zusammenfalten, Eisstückchen hineingeben und es auf die Stirn legen. Die Schmerzen lassen bald nach.

Süßholz und Lakritze gegen Magengeschwüre: Süßholz ist die Wurzel von Glycyrrhiza glabra, einem Schmetterlingsblütler, der in Kulturen gezogen wird. Aus Süßholz wird ein eingedickter Saft bereitet, der Lakritze oder auch Bärendreck genannt wird. Süßholz und Lakritze gelten in der Volksmedizin hauptsächlich als Hustenmittel. Erst in jüngerer Zeit hat sich gezeigt, daß das Kauen von Süßholz und das Einnehmen von Lakritze Magengeschwüre günstig beeinflussen kann, daß es vor allen Dingen zu schneller Schmerzfreiheit führt. Das hat die Anwendung von Süßholz in der Volksmedizin auch auf diese Beschwerden erweitert. Die positive Wirkung ist verbürgt, doch zeigen sich auch *Nebenwirkungen,* nämlich die *Ausbildung von Ödemen,* so daß dieses Hausmittel *nur nach Absprache mit dem Arzt* und unter dessen Anleitung angewendet werden sollte.

Traubenzucker gegen Schlaflosigkeit: Ältere Menschen, die Nacht für Nacht etwa gegen 3 Uhr früh erwachen und dann nicht wieder einschlafen können, sollten nach dem Aufwachen ein Stück Traubenzucker essen; sie schlafen danach bald wieder ein. Ein Stück Schokolade tut es auch, doch mit Traubenzucker geht es schneller. Man nimmt an, daß bei diesen Menschen der Glukose-(Traubenzucker-)gehalt im Gehirn zu stark absinkt und sie deshalb wach werden. Legen Sie sich also Traubenzucker oder Schokolade griffbereit auf den Nachttisch.

Wacholderbeeren als Kur nach Kneipp helfen bei Rheuma. *Vorsicht bei kranken Nieren!* → Seite 16.

Wacholderbeeren gegen Mundgeruch und stinkende Darmgase: Bei üblem Mundgeruch, dessen Ursache nicht in schlechten Zähnen, kranken Mandeln oder mangelnder Mundhygiene zu suchen ist, sondern in einer gestörten Funktion des Magens, mehrmals täglich nach den Mahlzeiten einige Wacholderbeeren kauen und herunterschlucken. Das »entschärft« auch den üblen Geruch abgehender Darmgase. → Seite 16.

Wadenwickel sind ein vorzügliches Mittel gegen Fieber. → Seite 43.

Wärmflasche gegen Koliken: Trockene Wärme, die uns die bewährte Gummiwärm-flasche liefert, bringt erste Hilfe bei Gallen- und Nierenkoliken, Magenschmerzen und Darmkatarrhen. Die Wärme lindert den Schmerz und entspannt verkrampfte Muskeln. Die Wärmflasche einfach auf die befallene Körperregion auflegen.

Wasser (kaltes) ist die beste *Erste Hilfe* bei Verbrennungen, es stillt als *Umschlag* Nasenbluten und erfrischt, wenn es als *Armbad* angewendet wird. → Seite 42.

Wasserstoß bei kleinen Nieren- und Blasensteinen: Ein bewährtes Hausmittel, um die Nieren gründlich durchzuspülen und eventuell vorhandene kleinere Steine damit hinauszubefördern, ist der Wasserstoß. Die Grundlage ist ein wassertreibender Tee. Birkenblätter, Hauhechel, Brennesselblätter werden zwar häufig gebraucht, doch ich empfehle die Löwenzahnwurzel, weil sie wirksamer ist. *Das Tee-Rezept:* 2 Eßlöffel Löwenzahnwurzeln mit der Blattrosette (in Apotheken unter der Bezeichnung »Radix Taraxaci cum herba« zu bekommen) mit ¹/₂ Liter kaltem Wasser übergießen, zum Sieden erhitzen und nach 20 Minuten abseihen. Diese Flüssigkeit mit 1 Liter warmem Wasser verdünnen. Sie muß innerhalb von ¹/₂ Stunde getrunken werden. Es kommt dann bald zu einer Harnflut, wodurch die Nieren gründlich durchgespült werden.

Weine – rot oder weiß, mit kräftigenden Zusätzen wie Traubenzucker, Honig, Ei – helfen bei Erschöpfungszuständen, Nervenschwäche, Blutarmut und bei Impotenz. → Seite 45.

Weißkohlsaft hat sich bei Magengeschwüren bewährt. → Seite 28.

Weißwein, mit Hopfen, Melisse oder Baldrian angesetzt, wirkt beruhigend. → Seite 45.

Weißwein, mit Rosmarin angesetzt, wird gegen Impotenz, zur Entwässerung und zur Anregung empfohlen. → Seite 46.

Weißwein, mit Wermut, Tausendgüldenkraut oder Beifuß angesetzt, stärkt den Appetit. → Seite 46.

Weizenkleie gegen Verstopfung: 2 bis 3 Eßlöffel Weizenkleie am besten morgens mit viel Flüssigkeit einnehmen; auch gemischt mit Leinsamen 2- bis 3mal täglich 2 Eßlöffel. Die Wirkung erfolgt zuverlässig.

Wermut-Tee bei Gallebeschwerden: Bei leichten Gallebeschwerden hilft Wermut-Tee überraschend schnell. Vor allem Gallensteinträger loben diesen Tee, weil sie damit Gallenkoliken vorbeugen können. Bei Gallenschmerzen oder den ersten Anzeichen einer aufkommenden Kolik (etwa nach Diätsünden) trinke man schluckweise und sehr heiß 1 Tasse Wermut-Tee. *Das Tee-Rezept:* 1 Teelöffel Wermutkraut mit 1 Tasse siedendem Wasser übergießen, zugedeckt 5 Minuten lang ausziehen und abseihen. Den sehr bitteren Tee bitte nicht süßen. Bitteres wird durch Süßen nicht besser im Geschmack.

Windsaft mit Fenchel vertreibt Blähungen der Säuglinge. → Seite 29.

Windsalbe mit Kümmel hilft bei Blähungen und Bauchkrämpfen. → Seite 30.

Z

Zimt-Tropfen gegen Blutungen, vor allem gegen zu starke Regelblutung: Dies ist ein altes Hausmittel *mit zweifelhafter Wirkung,* jedoch immer noch nicht aus Hausapotheken verschwunden. *Mein Rat:* Bei unregelmäßigen oder starken Regelblutungen den Frauenarzt aufsuchen!

Zitronensaft bei Halsentzündung: Den Saft 1 Zitrone mit 1 Tasse heißem Wasser verdünnen und gut warm 3mal täglich mit dieser Mischung gurgeln. Die reine Gurgelzeit soll jeweils etwa 3 Minuten betragen.

Zitronensaft-Einreibung zur Vorbeugung gegen Sommersprossen: »Wer im Frühjahr sein Gesicht regelmäßig morgens mit frisch gepreßtem Zitronensaft betupft, bekommt keine Sommersprossen.« So steht es in vielen Hausmittel-Rezeptbüchern. *Mich konnte die Wirkung nicht überzeugen.* Besser ist es, im Frühjahr direkte Sonneneinstrahlung zu vermeiden. Das gilt vor allem für blonde oder rothaarige Menschen, deren Haut besonders sonnenempfindlich ist.

Zucker und Essig gegen Schluckauf: Schluckauf verschwindet innerhalb von wenigen Sekunden, wenn man 1 Teelöffel Zucker mit 3 bis 5 Tropfen Essig einnimmt. Das wußte schon Kaiser Franz Joseph, der häufig an dieser Irritation litt und folglich immer einige Stückchen Zucker und ein Fläschchen Essig in seinem Reisegepäck mit sich führte. Bestätigt wurde die Wirkung von der Universität San Francisco, doch warum dieses Hausmittel wirkt, konnte bis heute nicht festgestellt werden.

Zwiebel gegen Insektenstiche: Wer von einer Biene, Wespe, Bremse oder Mücke gestochen wurde und die Stichumgebung sofort mit einer frisch aufgeschnittenen Zwiebel bestreicht oder eine Zwiebelscheibe auflegt, erreicht sofortige Linderung. Juckreiz und Schwellung werden verhindert. Niemand kann erklären, ob der Zwiebelsaft oder die durch das Auflegen der Zwiebel hervorgerufene Kühlung die Wirkung hervorbringt. Fest steht, daß dieses Verfahren immer wieder mit Erfolg praktiziert wird.

Zwiebeln (roh) gegen Gärungserscheinungen im Darm. → Seite 36.

Zwiebel- und Tomatenscheiben »ziehen Splitter«: Ein in die Haut eingezogener Schiefer (Splitter) soll so schnell wie möglich entfernt werden, um eine Infektion zu verhindern. Oft sitzt er aber so tief, daß man ihn mit der Pinzette nicht fassen kann. Hier hilft ein altes Hausmittel: Man binde für etwa 2 bis 3 Stunden eine zerdrückte Zwiebelscheibe oder eine Tomatenscheibe über den Splitter. Danach läßt er sich meist mühelos entfernen.

Zwiebelsaft hilft bei Husten und Bronchitis. → Seite 36.

Hausmittel- und Beschwerden-Register

61

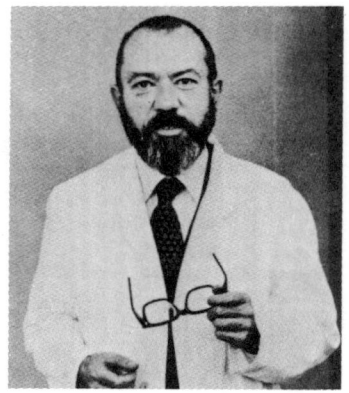

Das Lebenswerk von Apotheker M. Pahlow: Das große Heilpflanzen-Standardwerk unserer Zeit, wissenschaftlich fundiert, unentbehrlich für den Fachmann, praktisch für den Hausgebrauch.

Das große Buch der Heilpflanzen, das erste umfassende Heilpflanzen- Standardwerk unserer Zeit. Es erklärt und beschreibt 400 einheimische und fremdländische Heilpflanzen, über deren Inhaltsstoffe wissenschaftliche Erkenntnisse vorliegen und deren therapeutische Wirksamkeit sich in der Praxis bestätigt hat. **Neu: Die Anwendung der Heilpflanzen in der Homöopathie** wird genau beschrieben (mit Angabe der homöopathischen Dosierung). Erstmals in einem Werk dieser Größenordnung werden die Heilpflanzen in mehr als **500 naturgetreuen Farbfotos und Pflanzenzeichnungen** vorgestellt.

„Mit diesem Heilpflanzenbuch ist Ihnen ein großer Wurf gelungen. Die Texte sind begrüßenswert knapp, das Abbildungsmaterial hervorragend."
Prof. Dr. M. Reiter
Institut für Pharmakologie und Toxikologie der Technischen Universität München.

Das große Buch der Heilpflanzen Gesund durch die Heilkräfte der Natur. 500 Seiten mit 500 Farbfotos und Pflanzenzeichnungen. Großformatiger Geschenkband mit farbigem Schutzumschlag.

Gräfe und Unzer Verlag München